健康活力唤醒系列

减压瑜伽

《健康活力唤醒系列》编写组 编

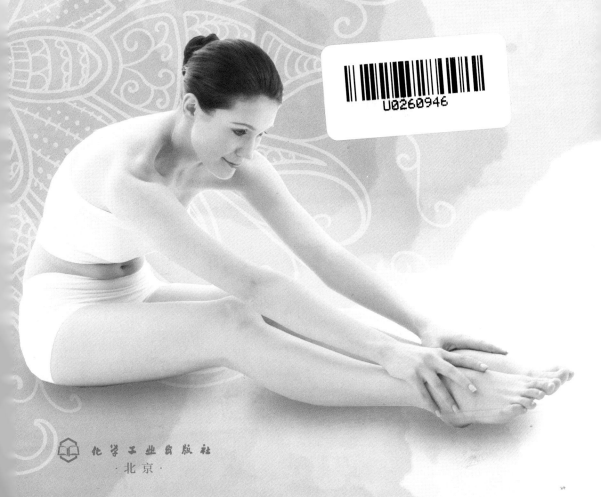

化学工业出版社
·北京·

你是否也在困惑：

便秘、痘痘、肤色暗哑？

脂肪堆积，饮食不节制？

工作压力大，生活不规律？

《减压瑜伽》将简便易行的瑜伽技巧按照不同体位进行编排，更适宜于在有限的锻炼时间、有限的锻炼条件下获得更好的锻炼效果。

《减压瑜伽》想与你分享的是：

● 给自己做个心灵美容，醒神每一天

● 排除体内毒素，缓解便秘和痛经

● 强化内分泌功能，减缓和消除慢性疾病

● 增强心理承受力，减压释放负能量

● 挺拔身姿，修复疲劳损伤，神采飞扬

翻开《减压瑜伽》，把自己融入到瑜伽的修炼方法与智慧中，用简单易学的"小动作"，赢得精彩人生中的"大健康"，你值得尝试。

图书在版编目（CIP）数据

减压瑜伽/《健康活力唤醒系列》编写组编. —北京：
化学工业出版社，2017.6（2018.9重印）
（健康活力唤醒系列）
ISBN 978-7-122-29577-4

Ⅰ.①减⋯　Ⅱ.①健⋯　Ⅲ.①瑜伽-基本知识
Ⅳ.①R161.1

中国版本图书馆CIP数据核字（2017）第092762号

责任编辑：宋　薇　　　　　　　　　装帧设计：张　辉
责任校对：边　涛

出版发行：化学工业出版社（北京市东城区青年湖南街13号　邮政编码100011）
印　　装：中煤（北京）印务有限公司
710mm×1000mm　1/16　印张10　字数188千字　　2018年9月北京第1版第2次印刷

购书咨询：010-64518888（传真：010-64519686）　　售后服务：010-64518899
网　　址：http://www.cip.com.cn
凡购买本书，如有缺损质量问题，本社销售中心负责调换。

定　　价：49.80元

目录

第一部分　坐姿身体舒展　/ 001

第二部分　站姿身体舒展　/ 023

第三部分　仰卧体式　/ 039

第四部分　俯卧体式　/ 053

第五部分　坐姿体式　/ 069

第六部分　跪立体式　/ 081

第七部分　蹲立体式　/ 095

第八部分　站立体式　/ 103

第九部分　组合动作练习　/ 135

第十部分　瑜伽的调息　/ 149

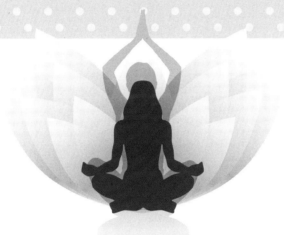

第一部分　坐姿身体舒展

　　此部分内容主要是从头到脚的伸展过程，适用于参与各种运动前的准备活动，通过静态的拉伸，将身体各部分进行预热和舒展。

1. 低头和抬头

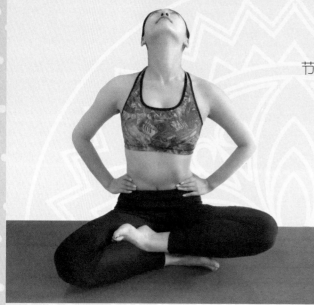

盘坐在垫子上，双手扶在髋关节处；

吸气，慢慢抬头；

呼气，慢慢低头；

吸气还原，重复3～5次。

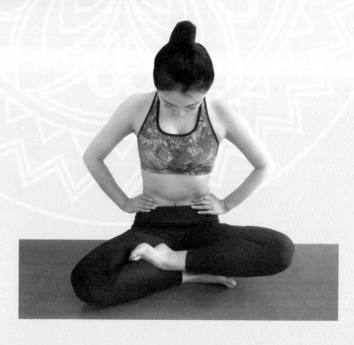

2. 转头

盘坐在垫子上，双手扶在髋关节处；
呼气，头转向右侧，吸气还原；
呼气，头转向左侧，吸气还原；
重复3～5次。

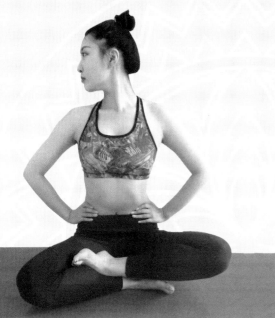

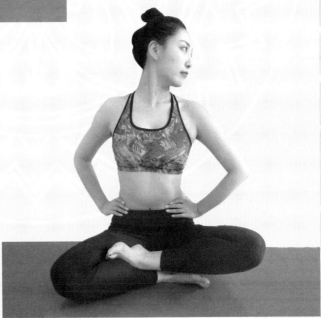

3. 侧倒头

盘坐在垫子上，双手叉腰；

头向一侧倒下，极限位置保持3 ~ 5个呼吸；

左右交替进行，每侧练习3 ~ 5次；

逐步延长保持时间至10 ~ 15个呼吸。

学习窍门分享

头部侧向倒下时，向前探出，可以更有效地牵拉脖颈和背部的肌肉。

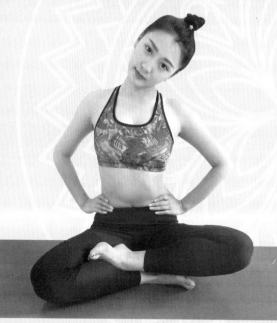

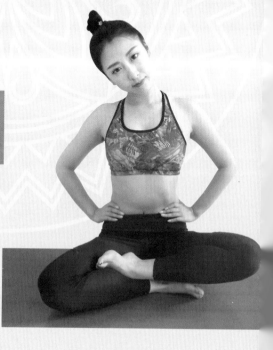

4. 肩关节绕环

盘坐在垫子上，双臂屈肘；

双手扶在肩头；

双臂以肩关节为轴从前向后
旋转3～5圈；

再从后向前旋转3～5圈；

重复练习3～5次。

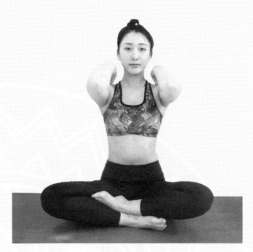

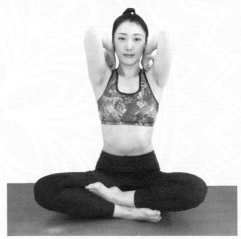

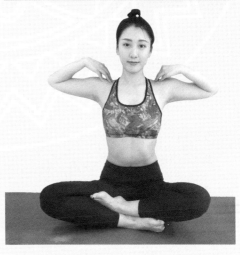

5. 上背部和中背部组合伸展

盘坐在垫子上，双臂向斜上方伸直，双手掌心相对；

吸气，胸腔充分打开，双臂向上伸展；

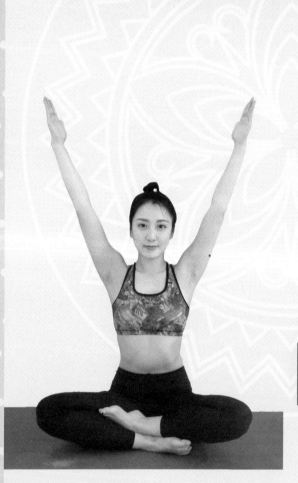
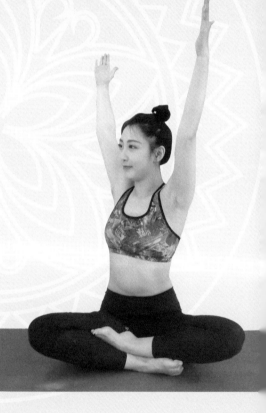

呼气，双臂带动上身右转，至极限位置保持3～5个呼吸；

吸气，回到初始姿态；

左右交替进行，每侧练习3～5次。

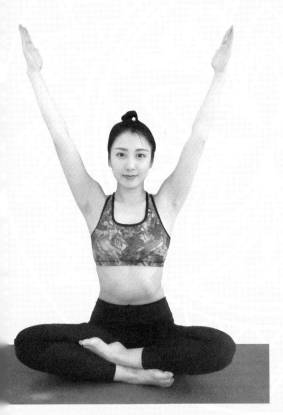

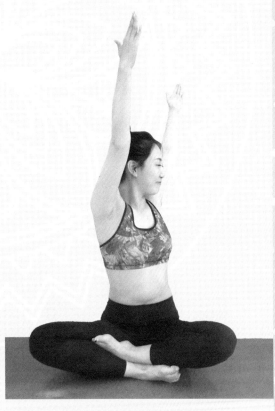

6. 脊柱和腰部组合伸展

盘坐在垫子上，双手扶在两侧大腿上；

吸气，向上拔直脊柱；

呼气，上身左转，左手置于尾椎骨正后方；

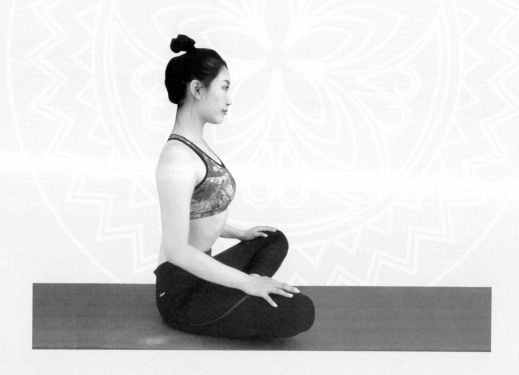

身体转到极限位置，保持3～5个呼吸；

吸气，回到初始姿态；

左右交替进行，每侧练习3～5次。

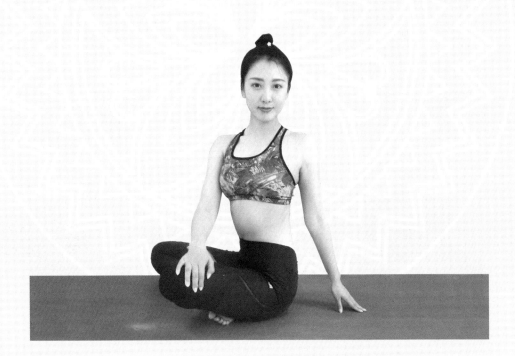

7. 转动小臂

盘坐在垫子上；

双臂屈肘，双手握拳；

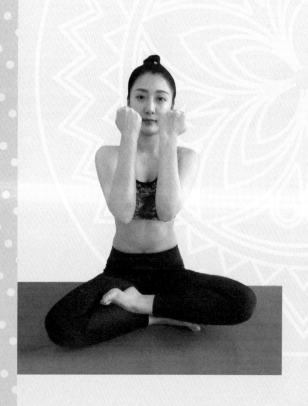
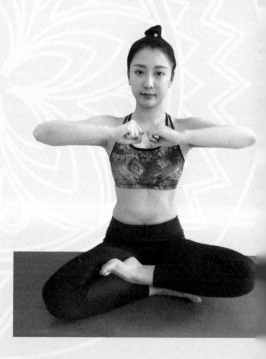

双臂从内向外绕环3～5次；

再从外向内绕环3～5次；

重复练习3～5次。

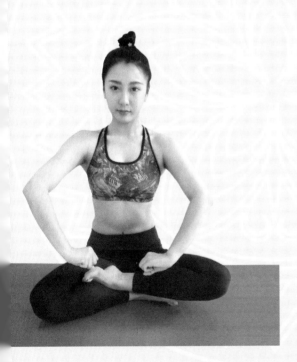

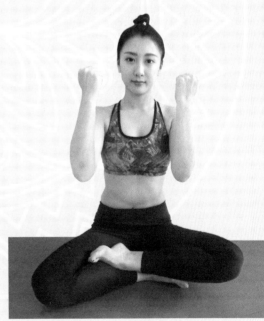

8. 屈臂

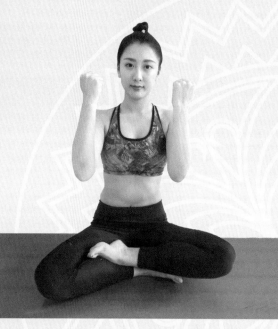

盘坐在垫子上，双臂屈肘；

双手握拳，小臂用力夹紧，极限位置保持3～5个呼吸；

双臂平伸，至双臂与地面平行；

大臂发力夹紧，保持3～5个呼吸；

重复练习3～5次。

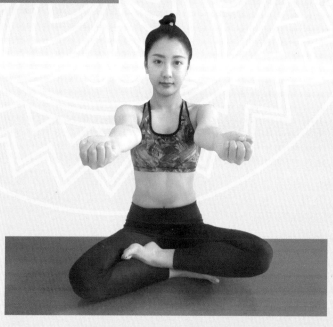

9. 手指伸展

盘坐在垫子上，双臂体前平举；

呼气，十指用力握拳；

吸气，十指迅速弹开至极限；

重复练习5～10次；

握拳和手指伸展的极限位置保持3～5个呼吸。

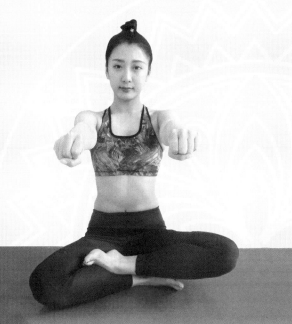

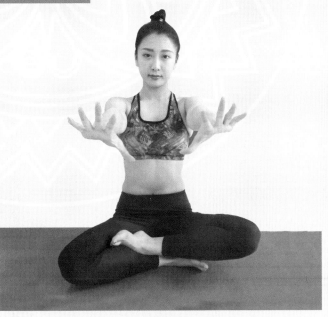

10. 手指伸展

盘坐在垫子上，双臂前平举；
双手手指并拢；
十指迅速弹开至极限；
重复练习5～10次；
手指并拢和手指伸展的极限位
置保持3～5个呼吸。

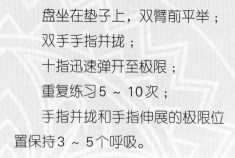

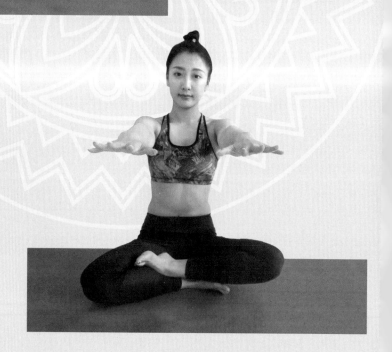

11. 手掌伸展

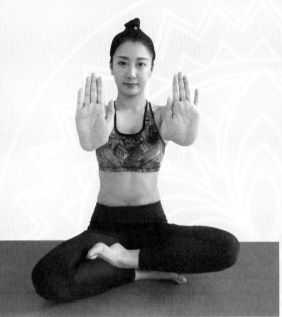

盘坐在垫子上，双臂前平举；

双手手指并拢；

呼气，双手掌心向前，掌跟尽力前推；

吸气，双手掌心向后，掌跟尽力回收；

重复练习5～10次；

掌跟前推和回收的极限位置保持3～5个呼吸。

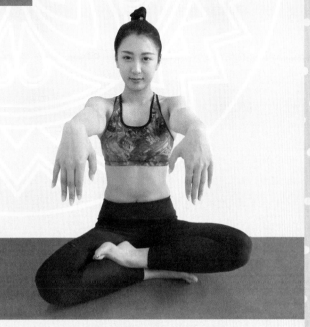

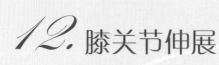

12. 膝关节伸展

成坐姿，弯曲左膝；

双手环抱在左膝后侧；

吸气，伸直左腿；

身体姿态平衡时保持3～5个呼吸；

呼气，左腿自然下落；

左右交替进行，每侧练习3～5次。

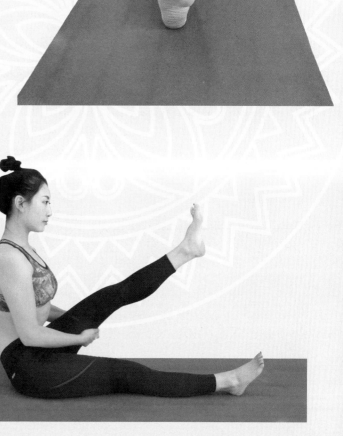

13. 髋关节伸展

成坐姿，弯曲左膝；

双手抓住左脚，使左脚绕髋关节顺时针、逆时针各旋转3～5圈；

然后双臂抱住左小腿，使之尽量靠近胸部，保持3～5个呼吸；

左右交替进行，每侧练习3～5次。

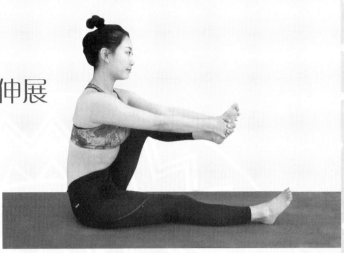

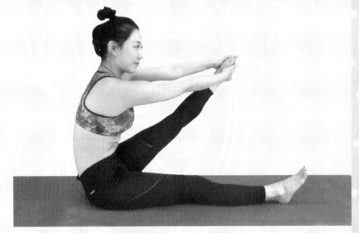

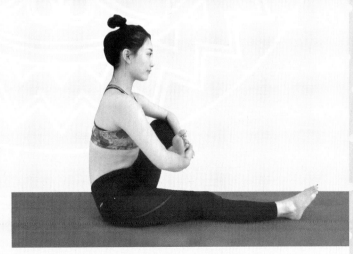

14. 脚踝伸展

吸气，勾脚尖；

呼气，绷直脚尖；

左右脚交替进行，每侧练习5 ~ 10次；

勾脚尖和绷脚尖的极限位置保持3 ~ 5个呼吸。

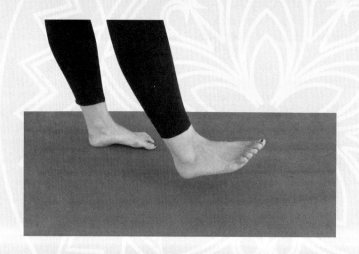

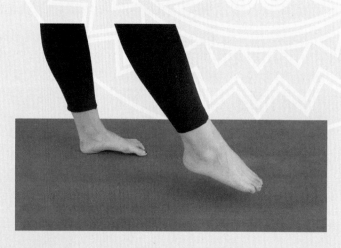

15. 脚踝绕环

以踝关节为轴,旋转脚部;

左右脚交替进行,每侧练习
5 ~ 10次;

动作尽量缓慢,旋转幅度尽
量大。

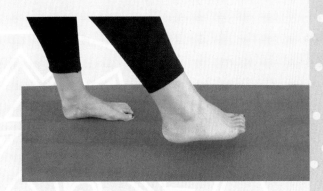

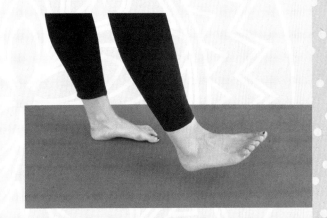

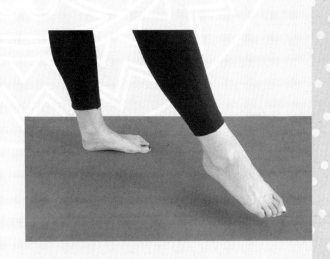

16. 脚趾伸展

成坐姿，呼气，双脚脚趾扣紧；

吸气，双脚脚趾尽量张开；

重复练习5～10次；

脚趾紧扣和脚趾伸展的极限位置保持3～5个呼吸。

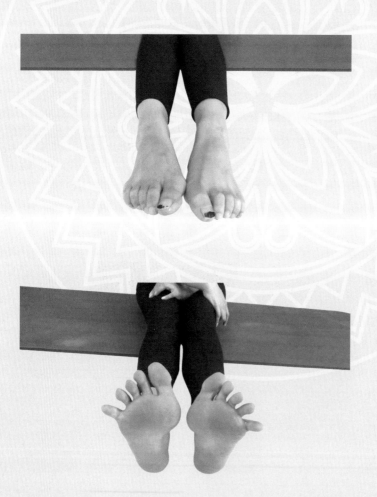

17. 踝关节绕环

成坐姿，双脚并拢；

双脚以脚跟为轴，旋转绕环；

顺时针绕环3 ~ 5圈；

逆时针绕环3 ~ 5圈。

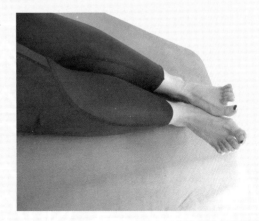

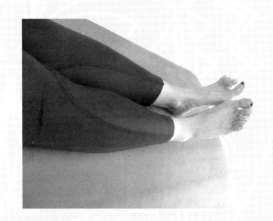

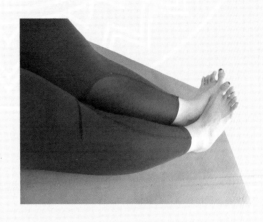

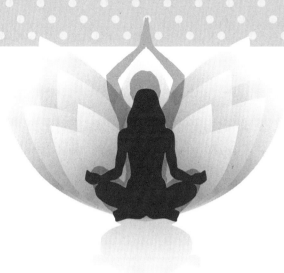

第二部分　站姿身体舒展

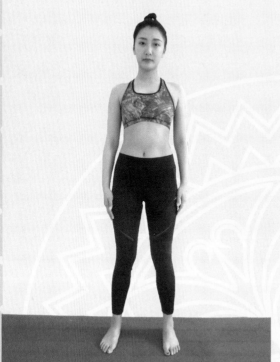
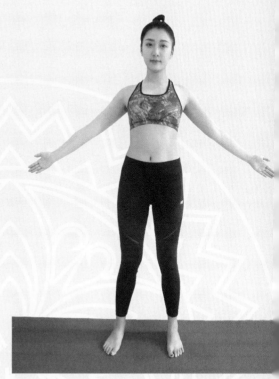

1.肩关节伸展

双脚开立，双臂伸展自然下垂；

吸气，两臂向身侧打开，舒展胸腔；

呼气，双臂向身前绕环；

逐步加大手臂绕环的幅度，加快绕环的速度；

3 ~ 5圈后，手臂再从前向后，重复相同的动作3 ~ 5圈。

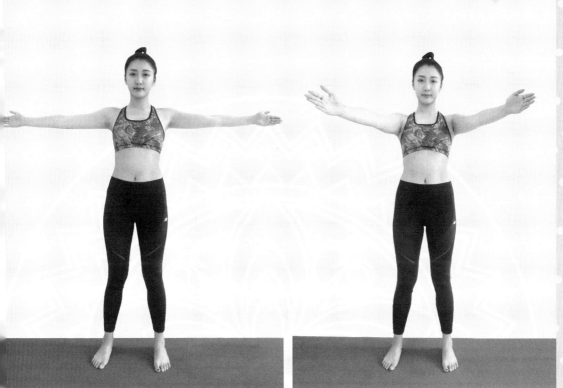

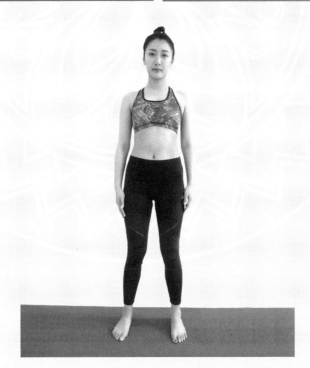

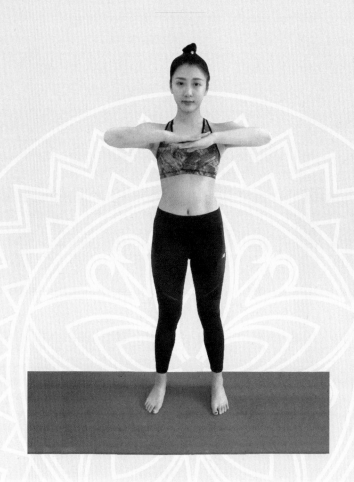

2. 胸部伸展

双脚开立，双臂屈臂交叉于胸前；

呼气，屈肘振臂打开胸廓；

吸气，向身体两侧伸直双臂，尽量扩展胸部；

重复3～5次。

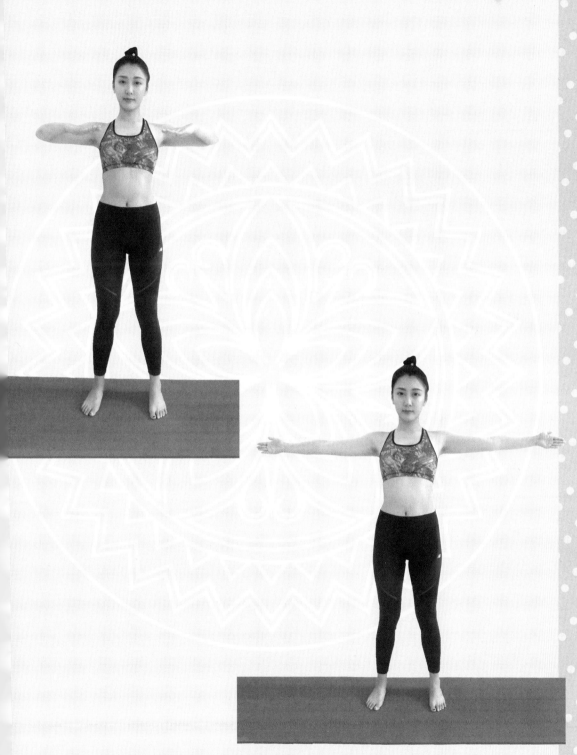

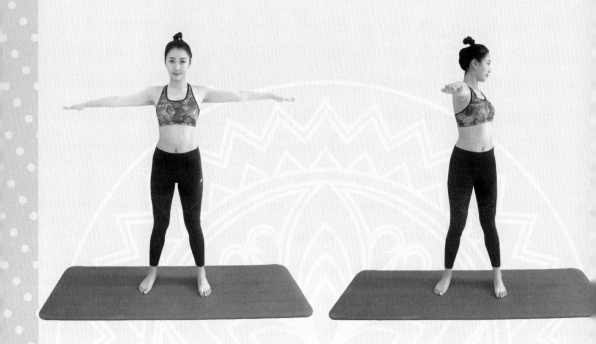

3. 中背部伸展直臂转体

双脚开立，两臂侧平举；

呼气，身体向左后方转动，吸气，身体回正；

呼气，身体向右后方转动，吸气，身体回正；

左右各重复3 ~ 5次。

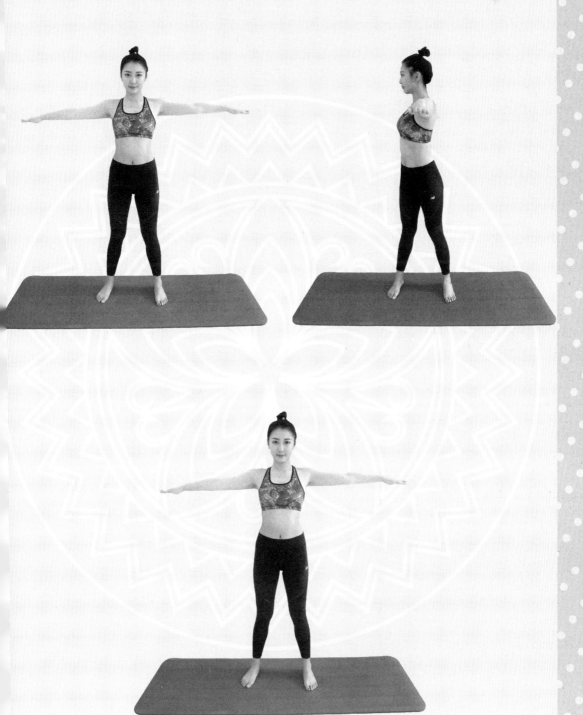

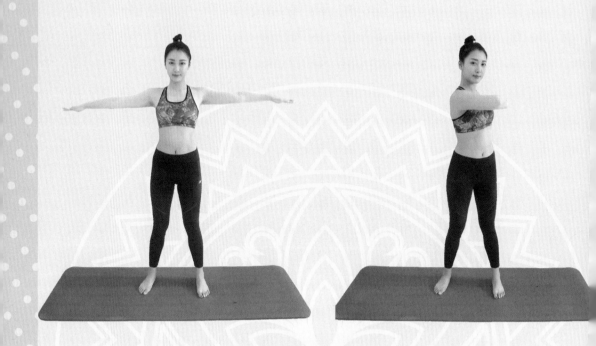

4. 屈臂转体

双脚开立，两臂侧平举；

呼气，左臂平伸、右臂屈肘，身体向左后方转动；

极限位置保持3～5个呼吸；

吸气，身体回正；

呼气，右臂平伸、左臂屈肘，身体向右后方转动；

极限位置保持3～5个呼吸；

吸气，身体回正；

左右各重复3～5次。

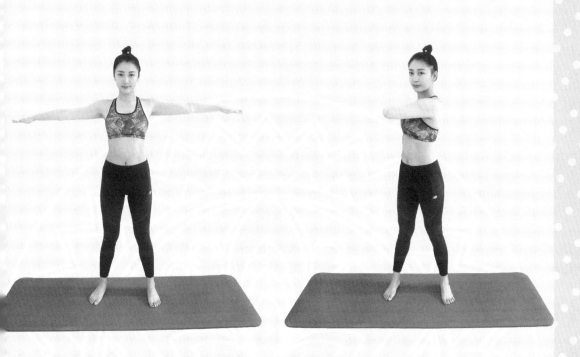

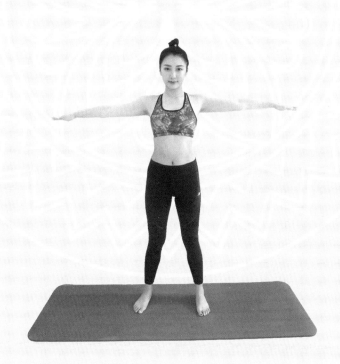

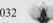

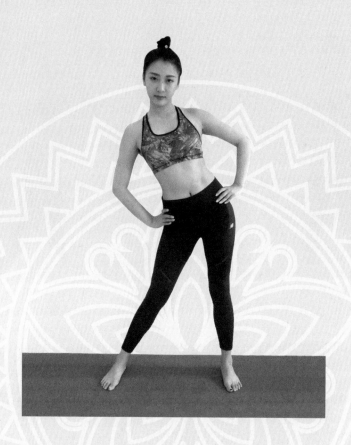

5. 下背部伸展

双脚开立，双手扶住骨盆两侧，转动髋关节；

顺时针旋转3 ~ 5圈；

逆时针旋转3 ~ 5圈。

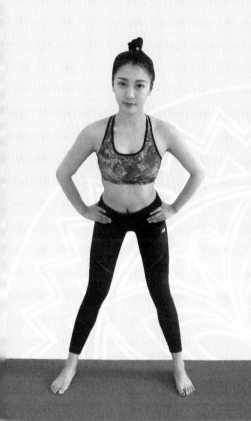

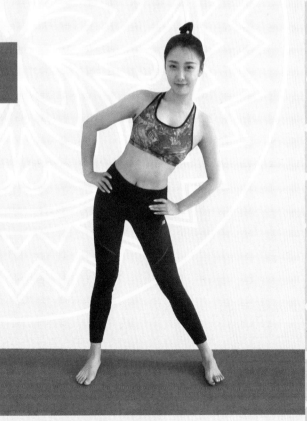

6. 髋关节伸展

双脚开立，双臂向前平举；

吸气，弯曲右膝，伸直左腿，身体重心下降；

身体姿态平衡时保持3～5个呼吸；

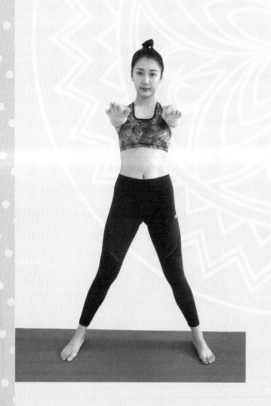
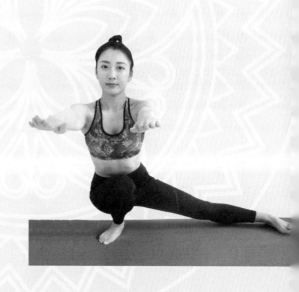

呼气，上身提起，回到初始姿态；

吸气，弯曲左膝，伸直右腿，身体重心下降；

身体姿态平衡时保持3～5个呼吸；

呼气，上身提起，回到初始姿态；

左右各重复3～5次。

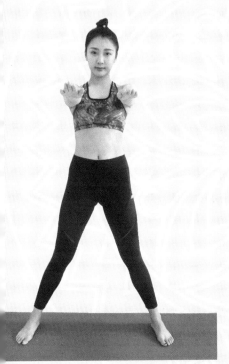

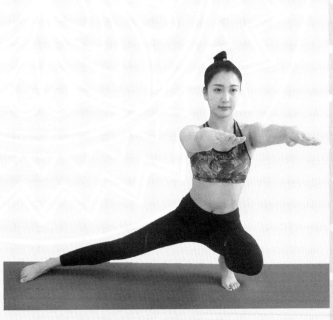

难度系数提升

身体重心下降时，伸直的腿勾脚尖。

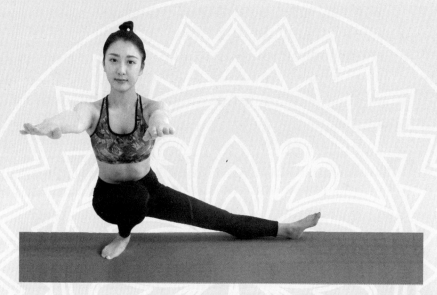

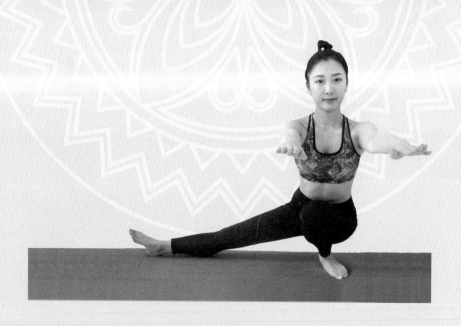

7. 膝关节伸展

蹲在垫子上，双手扶在两侧膝关节处；

呼气，左膝置于右脚内侧；

身体姿态平衡时保持3～5个呼吸；

吸气，回到初始姿态；

呼气，右膝置于左脚内侧；

身体姿态平衡时保持3～5个呼吸；

吸气，回到初始姿态；

左右各重复3～5次。

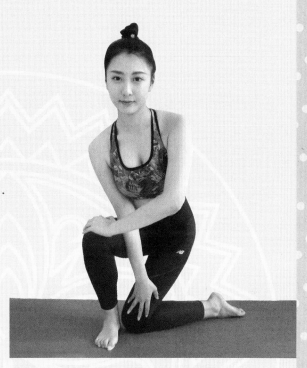

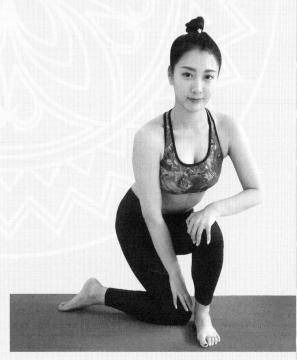

8. 提踵

双脚并拢站立；

提起脚后跟；

身体姿态平衡时保持3～5个呼吸；

重复3～5次；

逐步延长提踵时间至5～10个呼吸。

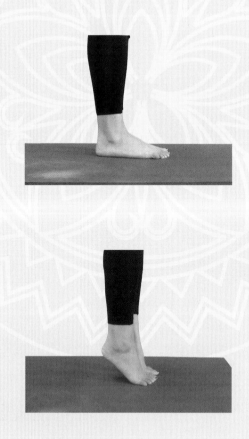

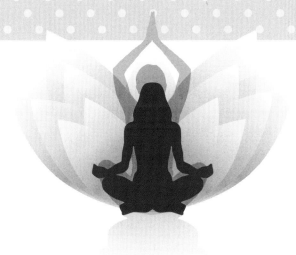

第三部分　仰卧体式

1. 仰卧放松

呈仰卧姿态，平躺在垫子上；
双手置于体侧，手心向上；
双脚自然分开；
均匀而自然地呼吸。

特别注意

脊柱要充分放松，尾骨内收，腰椎下沉，采用腹式呼吸方法。

练习功效

缓解周身疲劳，可以促进对消化不良、失眠等症状的缓解。

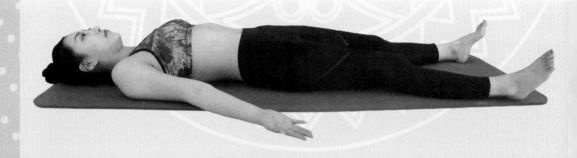

2. 仰卧单腿抱膝

呈仰卧姿态，平躺在垫子上；

弯曲左腿，双手十指交叉环抱于左小腿前侧；

吸气，抬起头部和背部，左侧大腿尽量贴近胸部；

极限状态保持3 ~ 5个呼吸；

慢慢放下上身，回到初始姿态；

左右交替进行，每侧练习3 ~ 5次。

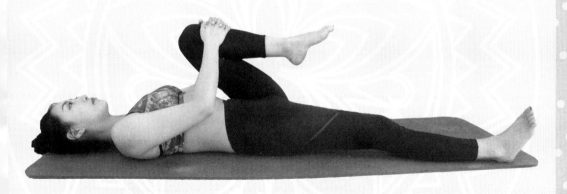

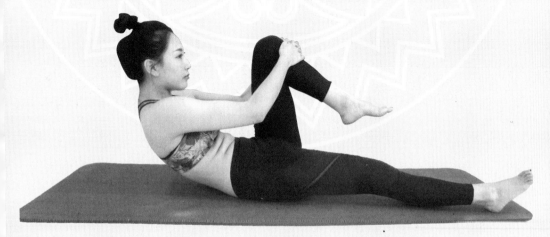

3. 仰卧双腿抱膝

呈仰卧姿态，平躺在垫子上；

双腿并拢弯曲，双手十指交叉环抱于小腿前侧；

吸气，抬起头部和背部，大腿尽量贴近胸部；

极限状态保持3～5个呼吸；

慢慢放下上身，回到初始姿态；

重复3～5次。

练习功效

有效按摩腹腔，可以缓解便秘等症状。

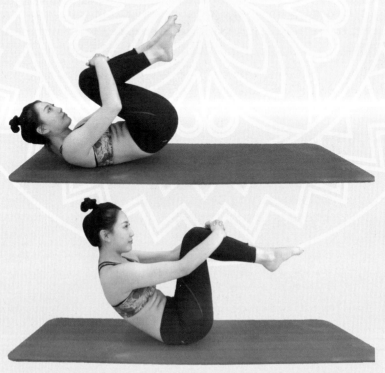

4. 仰卧滚动

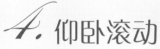

呈仰卧姿态，平躺在垫子上；

双腿并拢弯曲，双手十指交叉环抱于小腿前侧；

大腿尽量贴近胸部，背部在垫子上滚动；

整条脊柱触地为一次，重复3～5次。

练习功效

刺激脊柱神经，缓解背部疼痛。

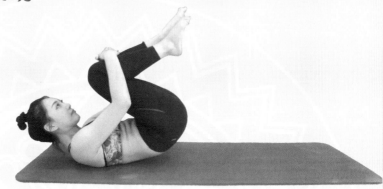

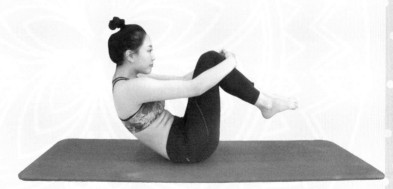

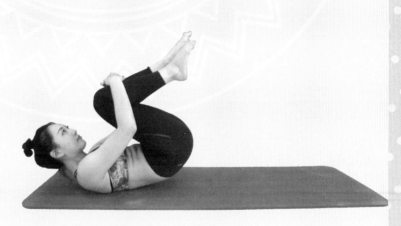

5. 仰卧举腿

呈仰卧姿态，双手置于体侧；

上身保持不动，双腿举起；

在双腿与地面成30度和90时停顿，保持3～5个呼吸；

双腿缓慢放下，回到初始姿态；

重复3～5次。

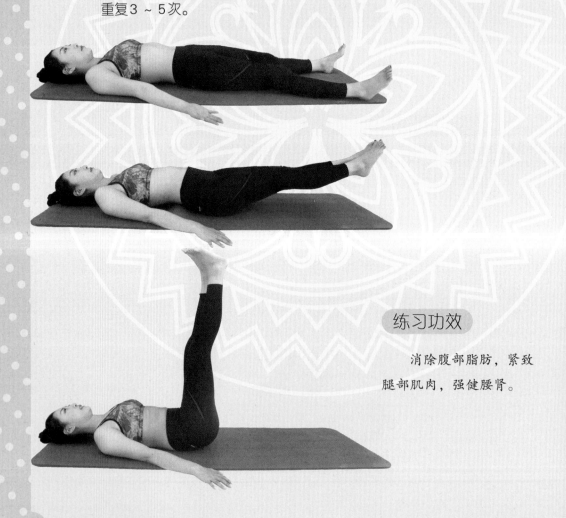

练习功效

消除腹部脂肪，紧致
腿部肌肉，强健腰肾。

6. 仰卧单腿旋转

呈仰卧姿态，双手置于体侧；

上身保持不动，左腿悬空，绕髋关节画圆；

顺时针旋转3～5圈，再逆时针旋转3～5圈；

左腿缓慢放下，回到初始姿态；

左右交替进行，每侧练习3～5次。

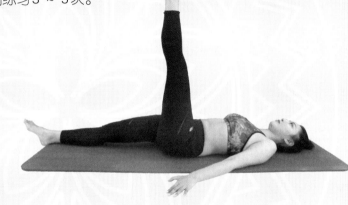

特别提示

旋转腿时动作不能太快，但动作幅度要尽量大。

练习功效

紧致双腿肌肉，使髋关节更加灵活。

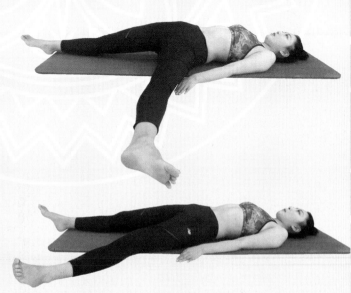

7. 仰卧蹬自行车

呈仰卧姿态，双手置于体侧；
双腿高举，在空中模仿蹬自行车的动作；
向前蹬3～5圈，再向后蹬3～5圈。

练习功效

按摩腹部脏器，
促进消化，紧致腿
部肌肉。

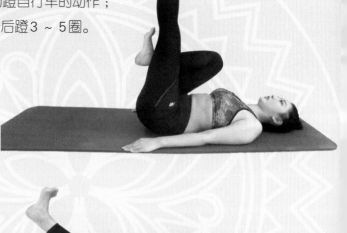

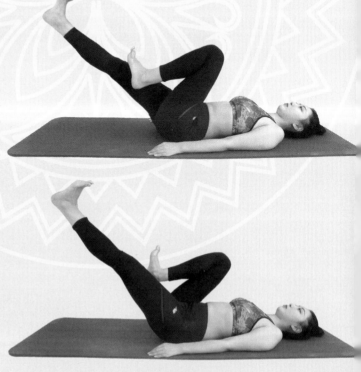

8. 仰卧船式

呈仰卧姿态，双臂置于体侧，双腿并拢；

吸气，抬起双臂和双腿；

身体姿态平衡时保持3～5个呼吸；

慢慢回到初始姿态；

重复3～5次。

练习功效

紧致腰腹肌肉，促进胃肠蠕动，改善消化不良。

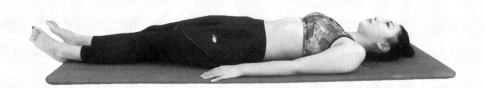

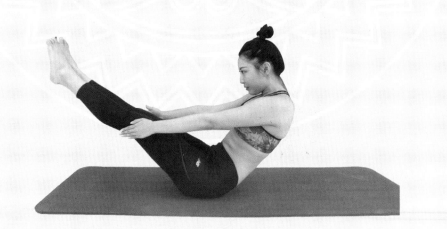

9. 桥式

呈仰卧姿态，双臂置于体侧；

双腿屈膝，双臂撑地；

吸气，抬高臀部和背部；

呼气，两肩后卷；

吸气，挺胸，极限位置保持3 ~ 5个呼吸；

慢慢回到初始姿态；

重复3 ~ 5次。

特别提示

尽量让颈部离开垫子，可以通过屈肘用手支撑腰部。

练习功效

促进背部血液循环，增强身体的柔韧性。

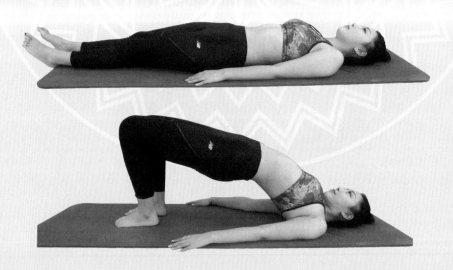

10. 仰卧扭转

呈仰卧姿态，双臂紧贴地面伸平；

吸气，两腿屈膝抬起，大腿和小腿尽量成直角；

呼气，双腿向身体左侧扭转，尽量靠近地面；

极限位置保持3～5个呼吸；

左右交替进行，每侧练习3～5次。

特别提示

双腿在动作过程中要并紧。

练习功效

按摩腹部脏器，促进消化吸收。

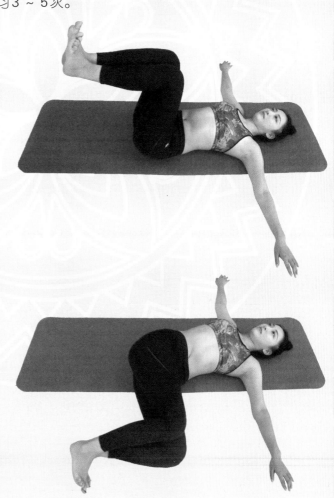

11. 倒箭式

呈仰卧姿态，双臂紧贴地面伸平；
双腿并拢抬起，臀部抬离地面；
双臂屈肘，用大臂支撑身体，双手扶在后腰部；
极限位置保持3～5个呼吸；
身体重心缓慢下降，回到初始姿态；
重复3～5次。

特别提示

初学者如果不能伸直双腿，可以先弯曲双腿练习，慢慢过渡。

练习功效

促进头部血液循环，放松肩部、腿部和脚部肌肉。

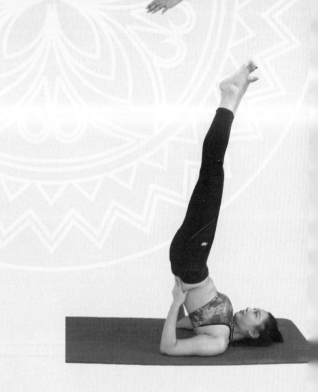

12. 犁式

呈仰卧姿态；

双臂紧贴地面伸平，手心向下；

双腿并拢举起向头前落下；

尽量使双脚脚趾触碰到地面；

极限位置保持3～5个呼吸；

慢慢还原到初始姿态；

重复3～5次。

特别提示

双腿下落有困难时，可以将臀部向头部滑移；

也可以用屈肘双臂扶腰的方式辅助支撑。

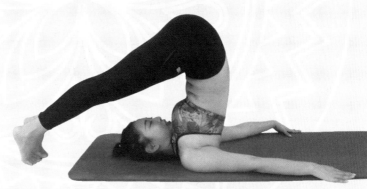

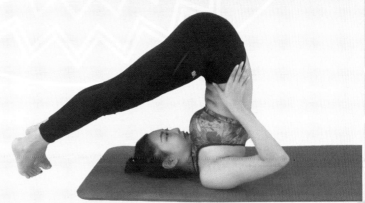

练习功效

消除背部和腰部的疼痛，辅助月经不调的恢复。月经期不能练习。

难度提升

手抓脚踝

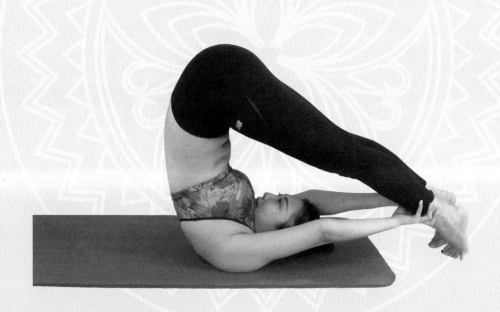

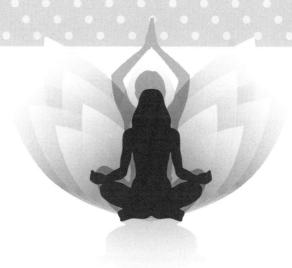

第四部分　俯卧体式

1. 俯卧放松

俯卧姿态，头转向身体一侧；
双手自然置于身体两侧，手心向上；
均匀呼吸，全身处于松弛状态。

练习功效

完全放松身体。

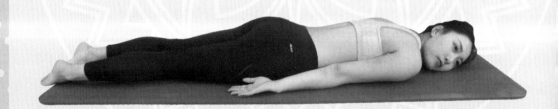

2. 鳄鱼式休息

俯卧姿态，双脚自然分开；

双臂屈肘，双手叠放在额头下方；

采用腹式呼吸的方法；

均匀呼吸，全身处于松弛状态。

练习功效

放松脊柱部位的肌肉，可纠正轻微的椎间盘错位。

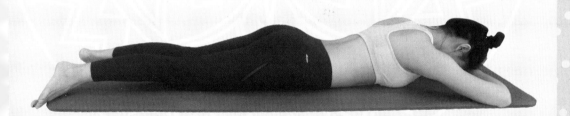

3. 狮身人面式

俯卧姿态，双臂屈肘，双手置于面部两侧；

吸气，依次提起头、肩、胸；

脊柱向后卷曲，头颈充分伸展，手掌始终不离地；

极限位置保持3～5个呼吸；

呼气，慢慢回到初始姿态；

重复3～5次。

练习功效

增强脊柱的弹性，消除背部疼痛。

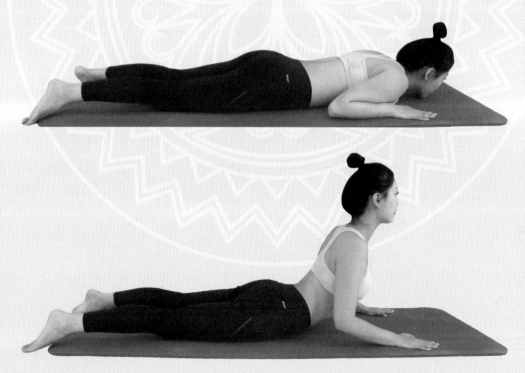

4. 眼镜蛇式

俯卧姿态，双臂屈肘，双手置于胸部两侧；

吸气，依次提起头、肩、胸；

脊柱向后卷曲，头颈充分伸展，手掌始终不离地；

极限位置保持3～5个呼吸；

呼气，慢慢回到初始姿态；

重复3～5次。

练习功效

消除背部疼痛，改善便秘症状。

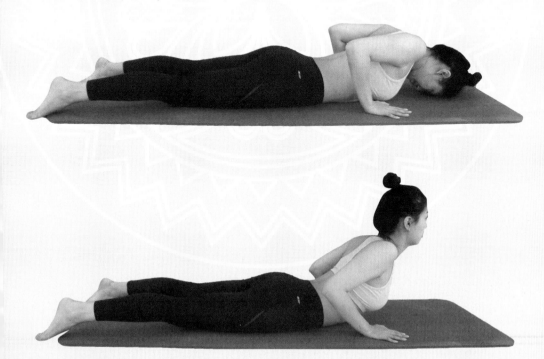

5. 蛇式伸展

俯卧姿态，双手在身体后，十指交叉；

吸气，双臂伸展向后拉伸；

头抬起，双眼看向前方；

极限位置保持3～5个呼吸；

呼气，慢慢回到初始姿态；

重复3～5次。

练习功效

紧致背部肌肉，消除背部疼痛，改善便秘症状。

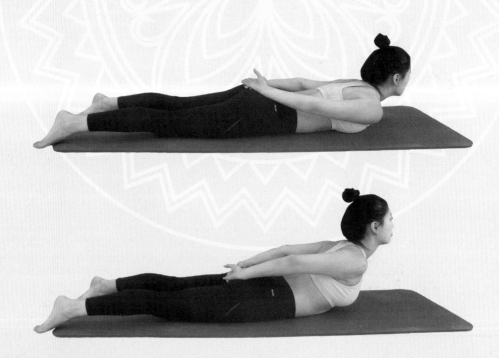

6. 蛇击式

跪在垫子上，双臂头前伸直；

双手扶地，手心向下，臀部后坐；

吸气，两手撑地，上身向前移动；

胸部穿过两手之间，上身慢慢向上提起；

脊柱后卷，眼睛看向前方；

极限位置保持3～5个呼吸；

重复3～5次。

练习功效

紧致手臂肌肉，缓解背部和脊柱的疼痛，按摩内脏。

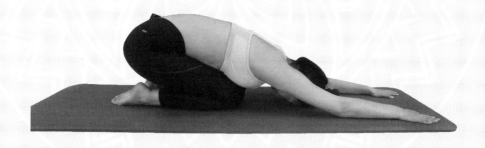

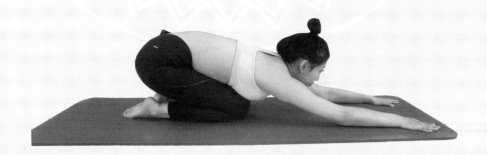

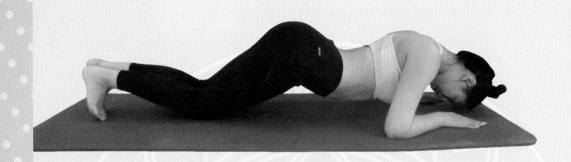

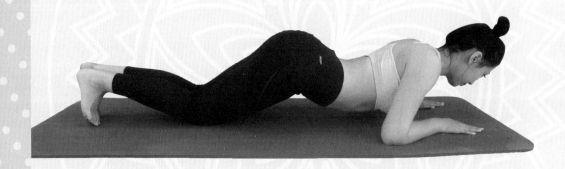

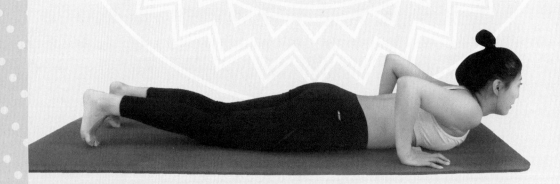

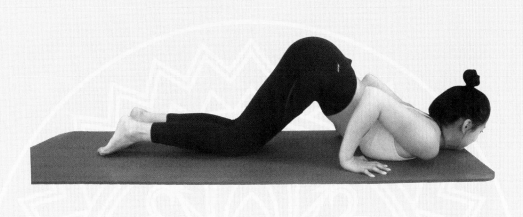

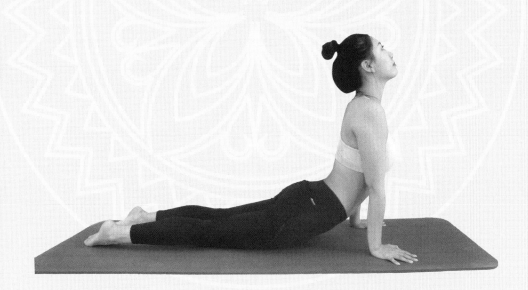

7. 单腿半蝗虫式

俯卧姿态，双臂伸直，双手垫在腹部下方；
吸气，提起左腿，极限位置保持3～5个呼吸；

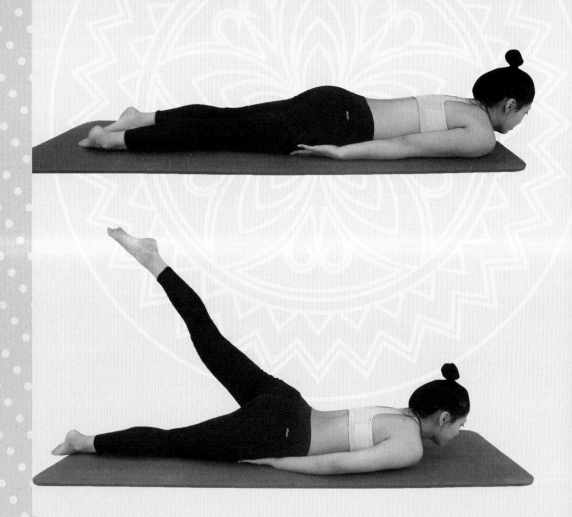

呼气，慢慢回到初始姿态；

左右交替进行，每侧练习3～5次。

练习功效

紧致臀部肌肉，按摩腹脏器官。

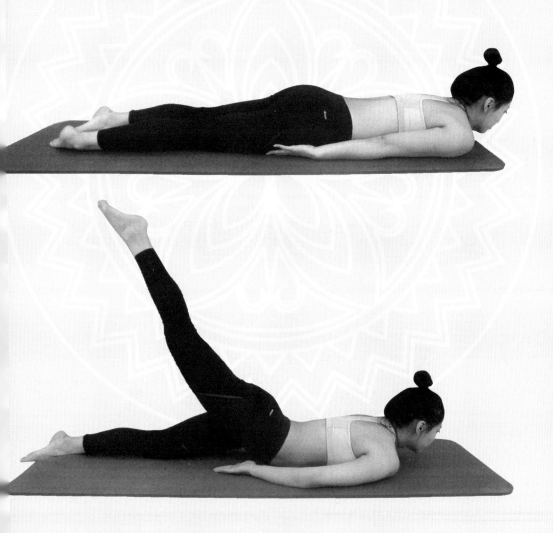

8. 双腿半蝗虫式

俯卧姿态，双臂伸直，双手垫在腹部下方；

吸气，双手向垫子方向用力，双腿并拢抬起；

极限位置保持3～5个呼吸；

呼气，慢慢回到初始姿态；

重复3～5次。

练习功效

紧致臀部肌肉，按摩腹脏器官。

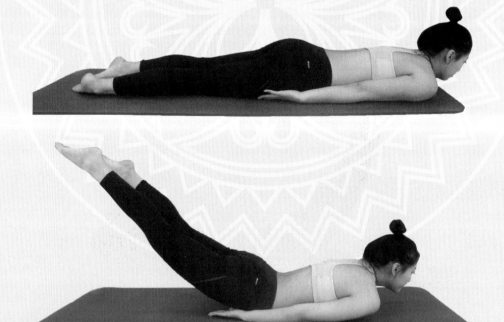

9. 全蝗虫式

俯卧姿态，双臂伸直放在身体两侧；

吸气，依次抬起头、胸、腹；

同时抬起双腿，绷紧臀部和大腿肌肉；

身体姿态平衡时保持3 ~ 5个呼吸；

呼气，慢慢回到初始姿态；

重复3 ~ 5次。

练习功效

改善失眠状况，对于哮喘、支气管炎症有治疗功效。

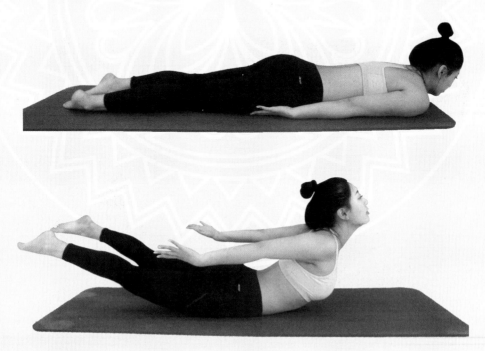

10. 蝗虫变式

俯卧姿态，双臂屈肘，双手十指相扣置于脑后；

吸气，抬起头、胸，同时抬起双腿；

绷紧臀部和大腿肌肉，身体姿态平衡时保持3～5个呼吸；

呼气，慢慢回到初始姿态；

重复3～5次。

练习功效

改善失眠状况，对于哮喘、支气管炎症有治疗功效。

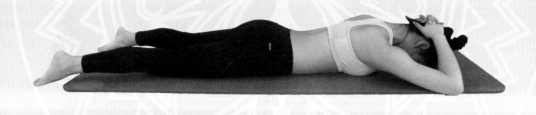

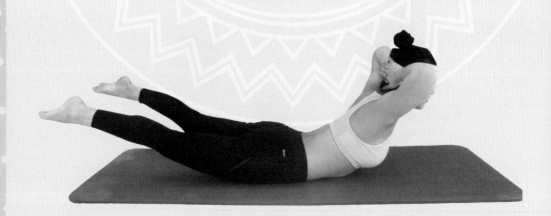

11. 简易弓式

俯卧姿态，下巴放在垫子上；
双腿屈膝，双手抓住两脚的脚踝；
吸气，抬起上身，双手抓住脚踝；
身体姿态平衡时保持3～5个呼吸；
呼气，慢慢回到初始姿态；
重复3～5次。

练习功效

强化背部肌群力量。

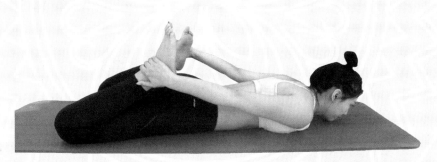

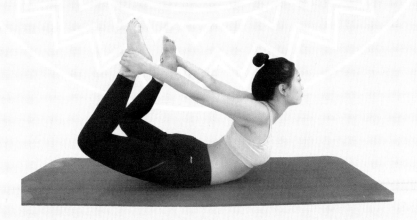

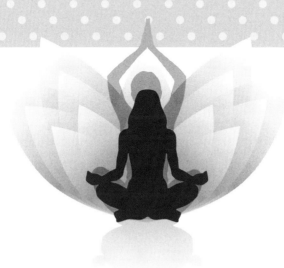

第五部分　坐姿体式

1. 安神式

成盘坐姿态；

吸气，双手十指相扣；

双臂上举，翻转手腕，使手心向上；

呼气，低头；

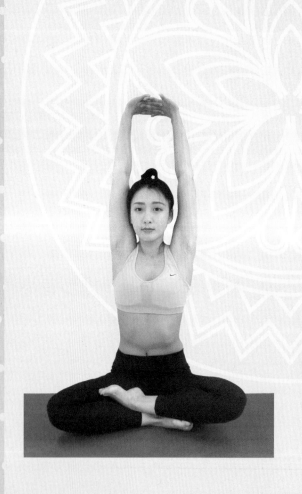
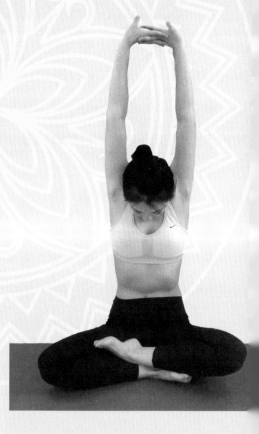

眼睛看向胸部，伸展脊椎；

身体姿态平衡时保持3～5个呼吸；

回到到初始姿态；

重复练习3～5次。

练习功效

凝神静气，强化胸大肌和背阔肌。

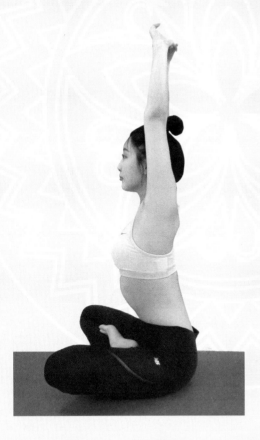

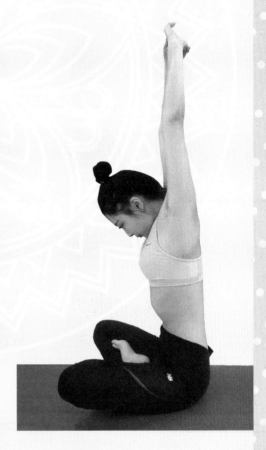

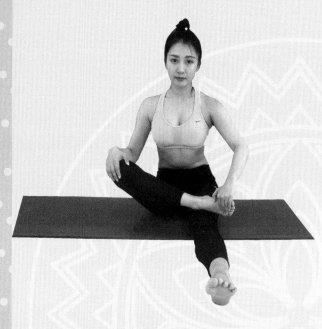

2. 半蝶式

成坐姿，左腿伸直，右腿屈膝；

左手抓住右脚置于左侧大腿上；

右手扶在右膝关节处；

呼气时，右手下按右膝；

下按10次后，右手将右膝按压向地面；

极限位置保持3～5个呼吸；

左右交替进行，每侧练习3～5次。

练习功效

增强髋关节的柔韧性。

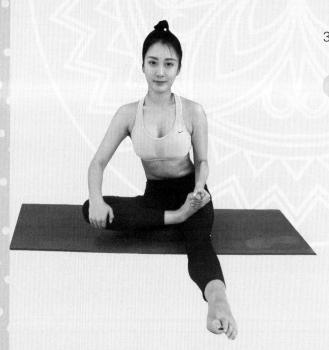

3. 束角式

成坐姿，双脚脚掌相抵；

双手十指交叉，握住两脚的脚背；

脚跟尽量靠近身体；

吸气，伸展脊柱；

呼气，上体前倾；

两肘压住双腿推向地面；

极限位置保持3 ~ 5个呼吸；

回到初始姿态，重复3 ~ 5次。

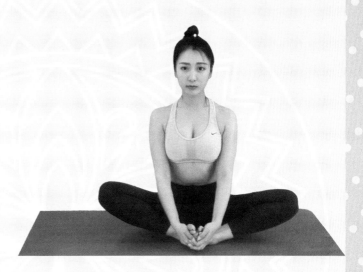

练习功效

促进背部和腹部的血液循环，改善坐骨神经痛和月经不调等症状。

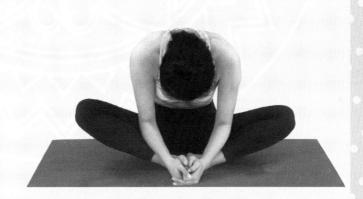

4. 背部伸展

成坐姿，双腿并拢伸直；
吸气，双手上举；
呼气，手臂前伸，上体前倾；
胸部尽量贴近双腿；
极限位置保持3～5个呼吸；
吸气，还原到初始姿态；
练习3～5次。

练习功效

伸展背部肌肉，改善消化和吸收功能。

提升骨盆血液循环，对泌尿系统和生殖系统都有良好的保健作用。

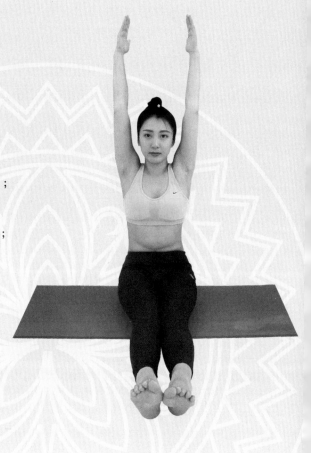

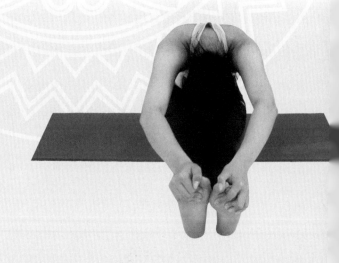

5. 半莲花式伸展

成坐姿，左腿屈膝，右腿伸直；

左脚置于右侧大腿上；

吸气，双臂上举，伸展脊柱；

呼气，双臂前伸，上体前倾；

双手尽量抱住右脚；

极限位置保持3 ~ 5个呼吸；

左右交替进行，每侧练习3 ~ 5次。

练习功效

充分伸展背部肌肉，
消除腰部脂肪。

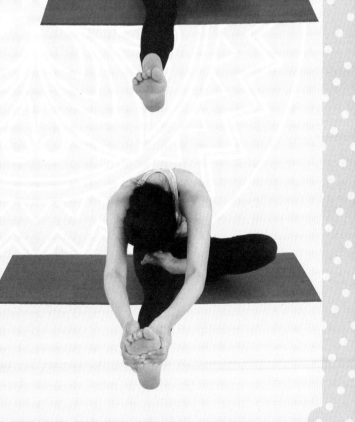

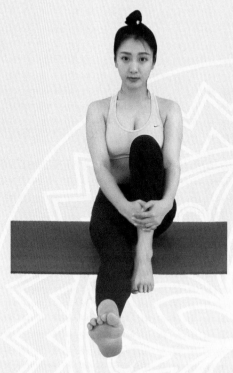

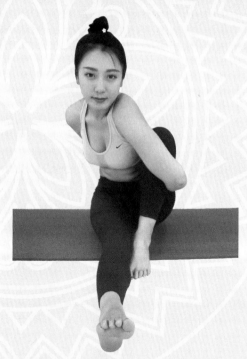

6. 马里奇式

成坐姿，左腿屈膝，右腿伸直；

双手抱在左小腿前；

上身前倾，双手绕到身后相握；

吸气，拉伸脊柱，均匀呼吸，身体向右侧转动；

极限位置保持3 ~ 5个呼吸；

左右交替进行，每侧练习3 ~ 5次。

背后动作展示

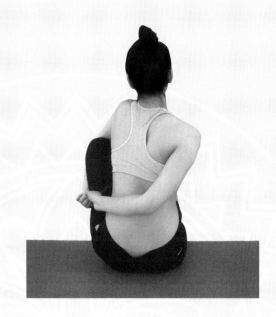

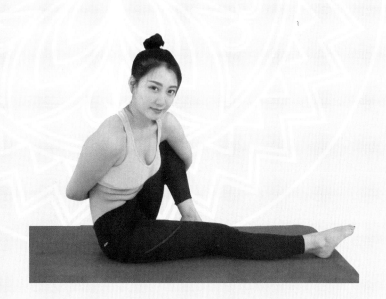

练习功效

　　按摩腹部脏器，使膝关节和肩关节更加灵活。

7. 半脊柱扭转式

成坐姿，左腿伸直，右腿屈膝；
右脚放在左腿外侧；
双手扶住右侧膝关节；
吸气，拔直脊柱，右手置于体后，支撑身体；
呼气，身体右转，极限位置保持3～5个呼吸。
左右交替进行，每侧练习3～5次。

练习功效

伸展脊柱，缓解背部疼痛。

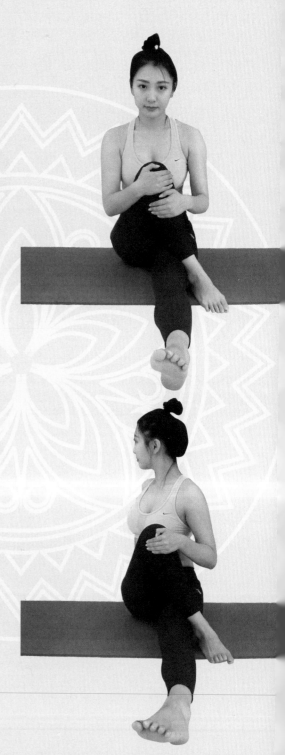

8. 脊柱扭转式

成坐姿，双腿屈膝；

左脚放在右膝关节外侧，左手扶右脚；

右手扶在左膝关节处；

吸气，左臂前伸，拔直脊柱；

呼气，身体左转，左臂尾椎骨后支撑；

极限位置保持3～5个呼吸；

左右交替进行，每侧练习3～5次。

练习功效

伸展脊柱，缓解背部疼痛。

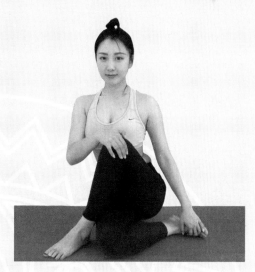

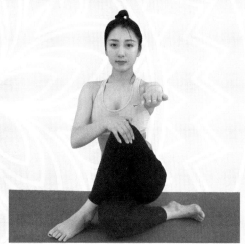

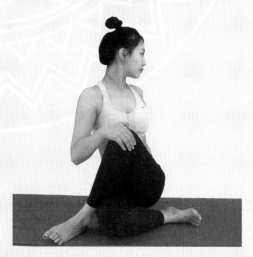

9. 简化牛面式

成坐姿，双腿屈膝交叉；

双脚尽量脚背贴地；

双臂屈肘，右臂在上，左臂在下，双手在身后相握；

身体姿态平衡时保持3～5个呼吸。

左右交替进行，每侧练习3～5次。

练习功效

矫正驼背，保持身体姿态；舒展背部肌肉。

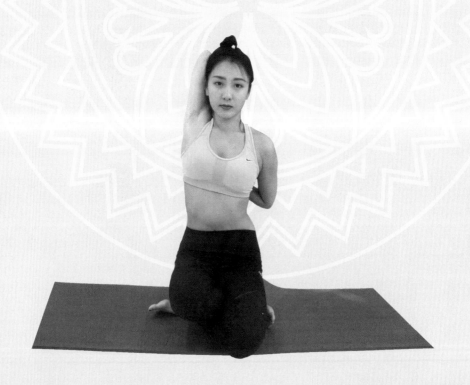

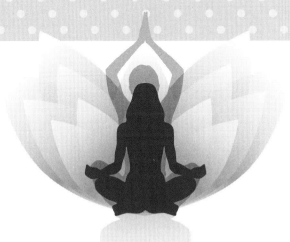

第六部分　跪立体式

1. 霹雳坐姿

跪在垫子上，臀部落在双脚脚跟上；

双手平放在大腿上；

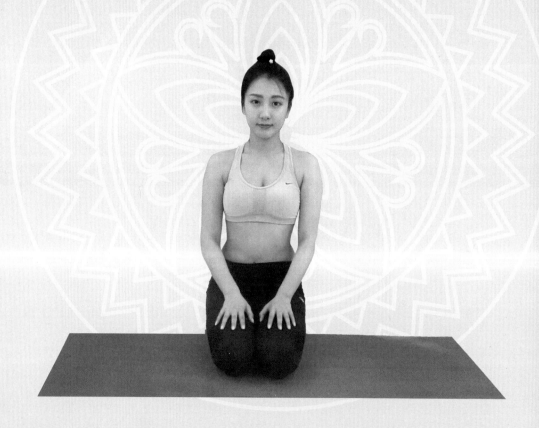

均匀呼吸，全身放松；

保持5～10个呼吸。

练习功效

安定心神，放松全身。

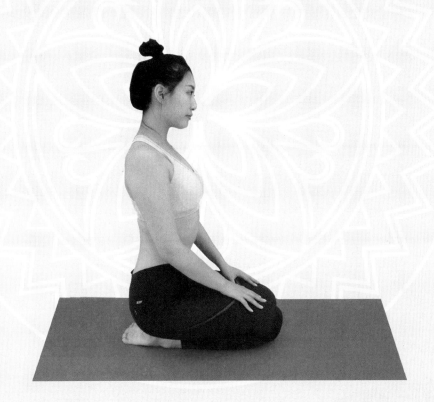

2. 月亮式

跪在垫子上,臀部落在双脚脚跟上;

双臂伸直上举;

呼气,上身慢慢前倾;

脊柱充分延展,尽量使小臂平放于地面;

身体姿态平衡时保持3～5个呼吸;

吸气,慢慢提起上身;

重复练习5～10次。

练习功效

放松坐骨神经,缓解便秘等症状。

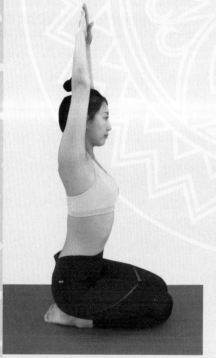
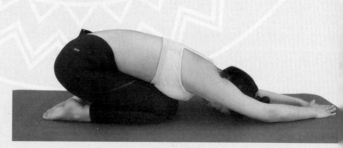

月亮式增强版

跪在垫子上，臀部落在双脚脚跟上；

双臂屈肘，双手按在腹部；

呼气，上身慢慢前倾；

脊柱充分延展，额头尽量触地；

身体姿态平衡时保持3～5个呼吸；

吸气，慢慢提起上身。

重复练习5～10次。

练习功效

双手放在腹部可以增加对内脏的按摩作用，放松坐骨神经，缓解便秘等症状。

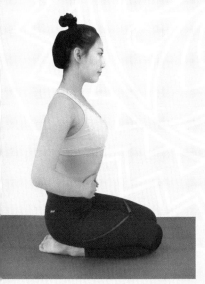

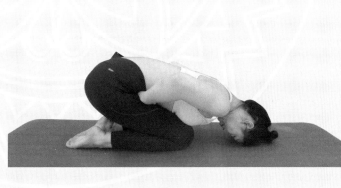

3. 叩首式

跪在垫子上，双手在体侧撑地，额头点地；

吸气，臀部抬起，头顶触地；

尽量使大腿垂直于地面；

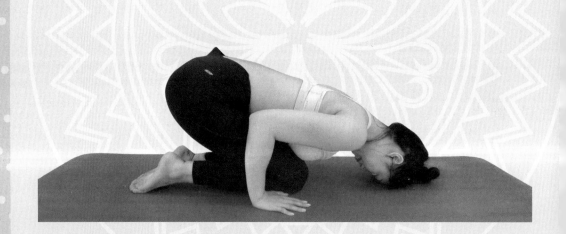

身体姿态平衡时保持3 ~ 5个呼吸；

呼气，还原到初始姿态。

重复练习5 ~ 10次。

练习功效

缓解脱发症状，放松肩部肌肉，按摩腹部脏器。

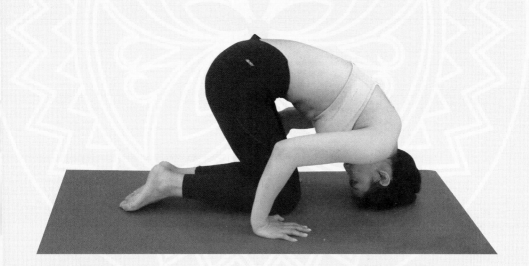

4. 骆驼式

跪立在垫子上，双膝、双脚与肩同宽；

双手叉腰，大拇指向后；

呼气，腰部上提，脊柱缓慢后弯；

大腿始终垂直于地面，头尽量后仰；

均匀呼吸，身体姿态平衡时保持3 ~ 5个呼吸；

吸气，还原到初始姿态；

重复练习5 ~ 10次。

练习功效

强健脊柱，促进全身血液循环，矫正驼背症状。

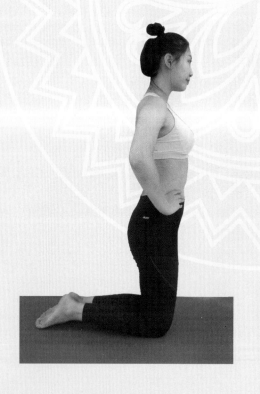
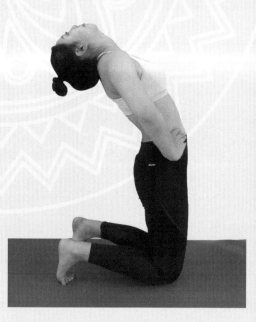

骆驼式加强版

跪立在垫子上，双膝、双脚与肩同宽；

双手叉腰，大拇指向后；

呼气，腰部上提，脊柱缓慢后弯；

双臂自然下垂，双手扶脚跟支撑；

均匀呼吸，身体姿态平衡时保持3～5个呼吸；

吸气，还原到初始姿态；

重复练习5～10次。

练习功效

强健脊柱，促进全身血液循环，矫正驼背症状。

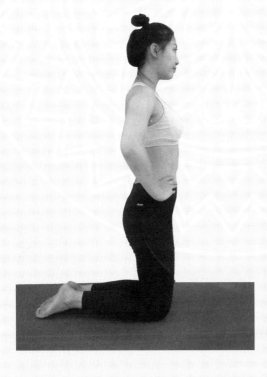
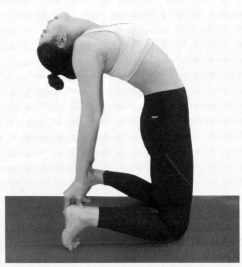

5. 猫式

双腿成跪姿，双臂下垂，双手撑地，十指张开；

吸气，脊柱下沉；

抬头，伸展颈部肌肉；

身体姿态平衡时保持3～5个呼吸；

呼气，背部向上顶；

含胸、低头、收腹；

身体姿态平衡时保持3～5个呼吸；

重复练习5～10次。

练习功效

增强脊柱的柔韧性，缓解痛经、月经不调等症状。

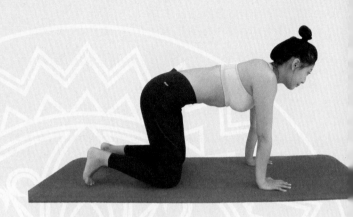

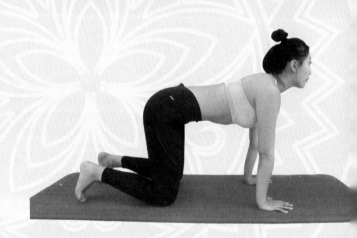

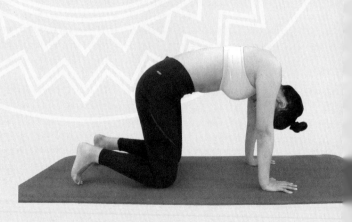

6. 顶峰式

双腿成跪姿，双臂下垂，双手撑地，十指张开；

吸气，抬高臀部，蹬直双腿；

呼气，伸展背部肌肉，头夹在两臂之间；

身体姿态平衡时保持3 ~ 5个呼吸；

重复练习5 ~ 10次。

练习功效

消除臀部脂肪，强健坐骨神经，促进头部血液循环。

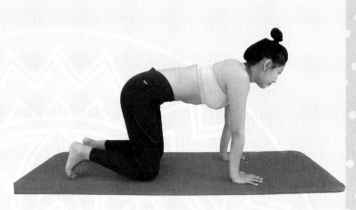

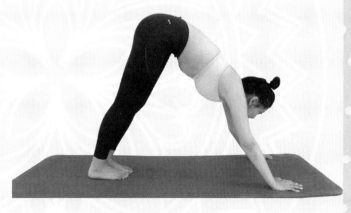

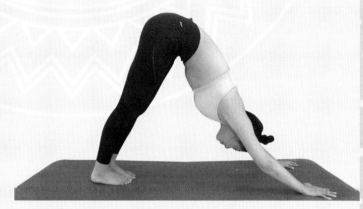

7. 虎式

双腿成跪姿，双臂下垂，双手撑地，十指张开；

吸气，右腿向后蹬出并尽量抬高；

身体姿态平衡时保持3 ~ 5个呼吸；

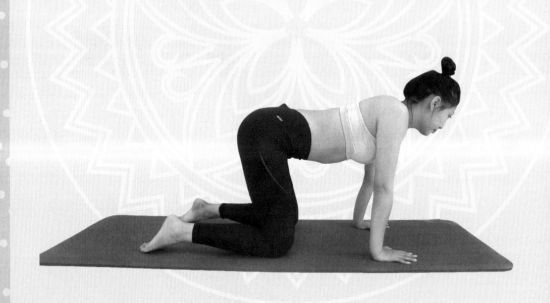

呼气，还原到初始姿态；

左右交替进行，每侧练习3～5次。

练习功效

消除腰部、胯部、大腿的脂肪，伸展脊柱。

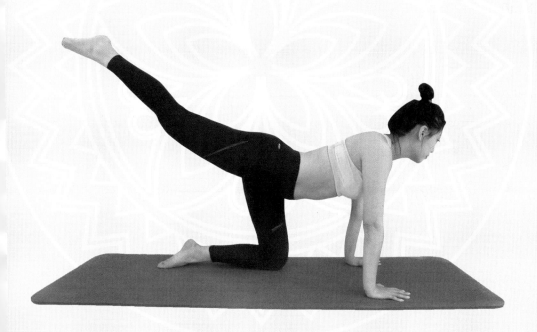

减压瑜伽

8. 大拜式放松

跪在垫子上，臀部落在双脚脚跟上；

上身前倾，双臂自然向前伸展；

尽量使额头触地，小臂贴于地面；

身体姿态平衡时保持5 ~ 10个呼吸。

练习功效

充分放松肩部和背部。

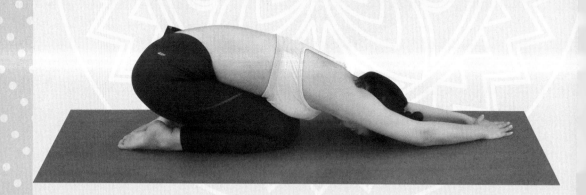

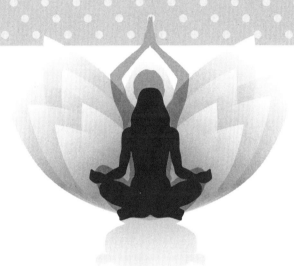

第七部分　蹲立体式

1. 蹲式

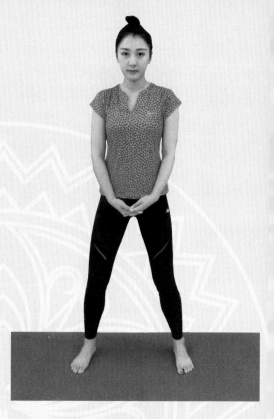

　　成直立姿态，双脚开立，双手叠放在身体前侧；

　　吸气，脊柱上拔；

　　呼气，双腿屈膝，慢慢降低重心，成马步姿态；

　　身体姿态平衡时保持3～5个呼吸；

　　吸气，回到初始姿态；

　　重复练习3～5次。

练习功效

　　强化踝关节和膝关节，紧致大腿内侧肌肉和子宫底肌。

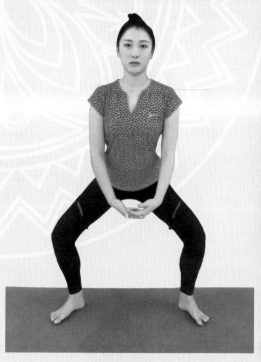

2. 鸭步式

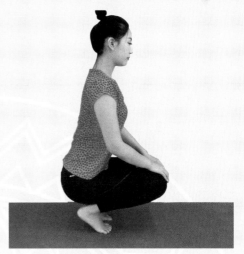

蹲在垫子上，双手放在膝关节处；

以蹲踞的姿势走路；

可以脚趾着地，也可以全脚掌着地；

练习3～5次，每次3～5步。

练习功效

促进双腿的血液循环，改善便秘等症状。

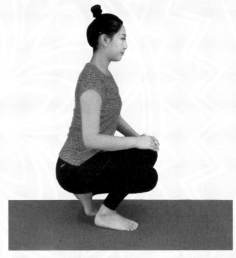

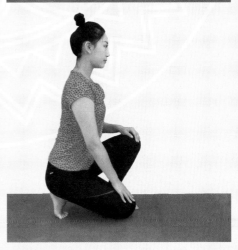

3. 下蹲祈祷式

双腿屈膝打开，蹲在垫子上；

双手在体前撑地；

吸气，脚后跟提起；

呼气，双手在胸前合掌；

吸气，腰椎上顶，上身向上伸展；

身体姿态平衡时保持3～5个呼吸；

呼气，还原到初始姿态；

重复练习3～5次。

练习功效

提高身体的平衡能力，增强脚趾的灵活性。

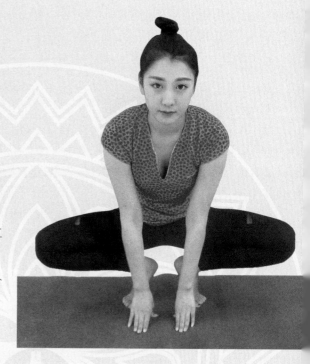

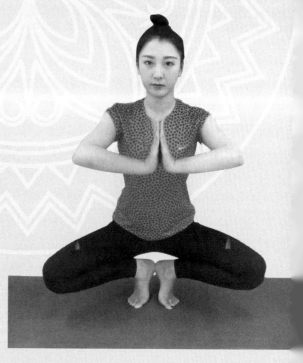

4. 花环式

蹲在垫子上，双脚并拢平放在垫子上；

双臂前伸，双膝分开；

上身前倾，腋窝夹在两膝内侧；

双手抓住脚踝后侧，尽量使额头触地；

身体姿态平衡时保持3～5个呼吸；

吸气，回到初始姿态；

重复练习3～5次。

练习功效

按摩腹部脏器，改善便秘和消化不良等症状，缓解背部疼痛。

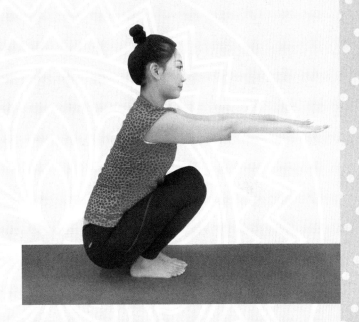

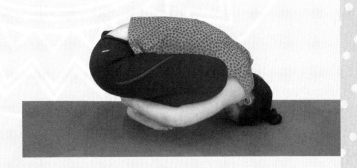

5. 敬礼式

蹲在垫子上，双脚、双膝分开；

双手合十，两肘抵住两膝；

吸气，脖颈向后伸展，眼睛向上看；

用双肘尽量将两膝向外推展；

身体姿态平衡时保持3～5个呼吸；

呼气，双臂前伸，两膝向内靠拢；

上身向斜下方伸展；

身体姿态平衡时保持3～5个呼吸；

吸气，回到初始姿态；

重复练习3～5次。

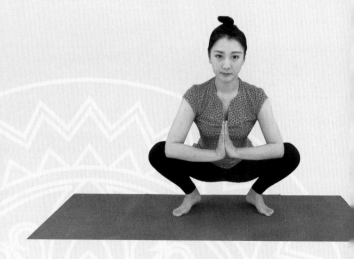

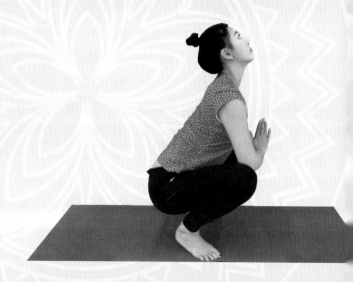

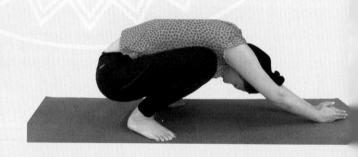

6. 放气式

蹲在垫子上，双脚、双膝分开；

双手放在双脚下方；

深呼吸的同时低头并蹬直双腿；

身体姿态平衡时保持3～5个呼吸；

吸气，回到初始姿态；

重复练习3～5次。

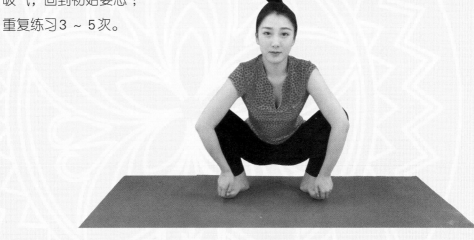

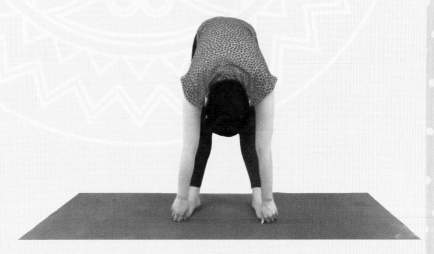

侧面展示

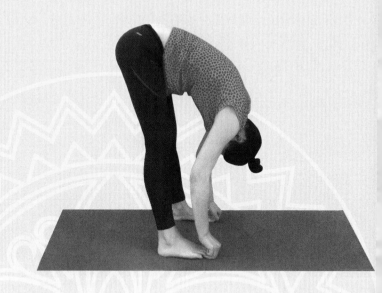

练习功效

按摩腹部脏器，强健腰肾、双臂、双腿。

降低难度系数

身体柔韧性不足时，可以先尝试用双手扶在脚面练习。

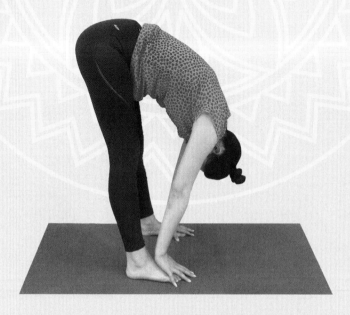

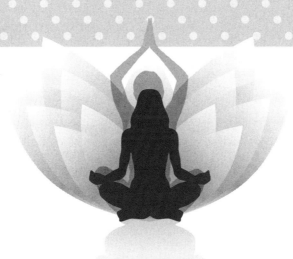

第八部分　站立体式

1. 摩天式

双脚开立与肩同宽；
双臂下垂，双手十指相扣；
吸气，翻腕手臂上举，脊柱上提；
慢慢提起脚跟，伸展全身；
身体姿态平衡时保持3 ～ 5个呼吸；
吸气，双脚脚掌落地；
重复练习3 ～ 5次。

练习功效

强健踝关节、小腿肌肉；
伸展腹肌，拉伸脊柱。

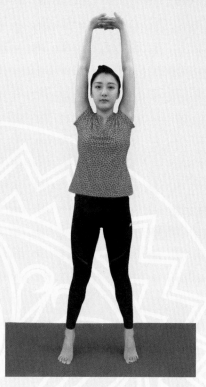

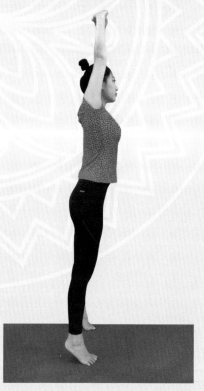

2. 拉弓式

双脚开立与肩同宽，双臂向身体两侧伸展；

呼气，上身左转，右臂与左臂重合；

双手握拳，吸气，右臂屈肘，打开胸腔；

成拉弓的姿势，保持3～5个呼吸；

呼气，放松手臂和脖颈，回到初始姿态；

左右交替进行，每侧练习3～5次。

练习功效

伸展胸部、背部、颈部和手臂的肌肉。

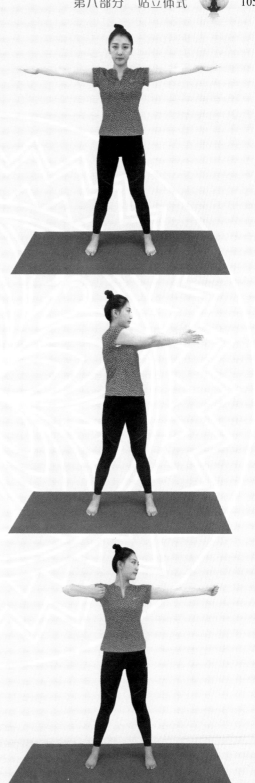

3. 屈腿式

成站立姿势，双脚并拢；

右腿屈膝，双手环抱在右膝关节前侧；

右膝尽量贴近胸部，均匀呼吸；

身体姿态平衡时保持3 ~ 5个呼吸；

回到初始姿态；

左右交替进行，每侧练习3 ~ 5次。

练习功效

强健臀部肌肉，促进胃肠蠕动，缓解疝气和胃炎等症状。

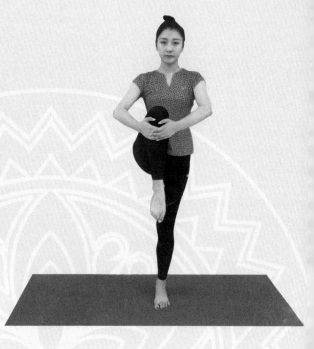

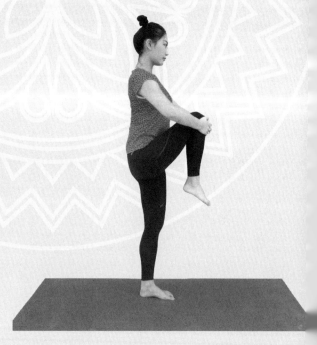

4. 金鸡独立式

成站立姿势，双脚并拢；
右脚向后抬起，右手抓住右脚脚尖；
尽量使右脚贴近臀部；
左臂向上伸直；
身体姿态平衡时保持3～5个呼吸；
左右交替进行，每侧练习3～5次。

练习功效

促进血液循环，增强身体平衡能力。

5. 树式

成站立姿势，双脚并拢，双臂垂放在身体两侧；

右腿屈膝，右脚抵在左大腿的内侧；

双手胸前合十，两臂过顶上举；

身体姿态平衡时保持3～5个呼吸；

左右交替进行，每侧练习3～5次。

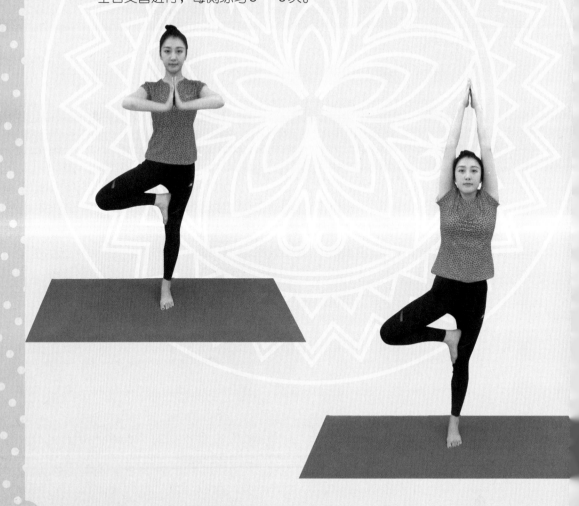

练习功效

强健腿部、背部和胸部的肌肉；

灵活脚踝、脚趾、膝、髋、肩、肘和双手；

增强平衡和稳定能力。

树式加强版

成站立姿势，双脚并拢，双臂垂放在身体两侧；

右腿屈膝，右脚放在左大腿的前侧；

双手胸前合十，两臂过顶上举；

身体姿态平衡时保持3～5个呼吸；

左右交替进行，每侧练习3～5次。

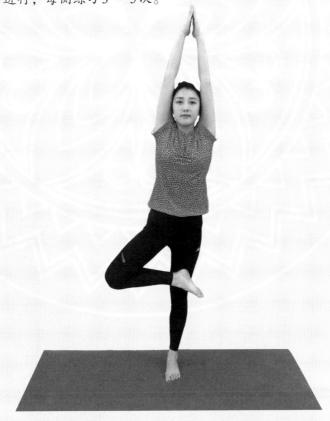

6. 风吹树干式

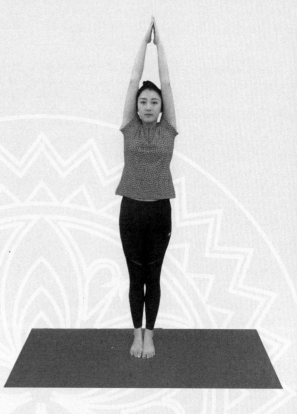

成站立姿态，双脚并拢；

双手十指相扣，双臂头上伸展；

吸气，脊柱上拔；

呼气，上身向右侧倾倒；

眼看向左上方；

极限位置保持3～5个呼吸；

吸气，回到初始姿态；

左右交替进行，每侧练习3～5次。

练习功效

消除腰部多余脂肪，按摩内脏器官，提高平衡能力。

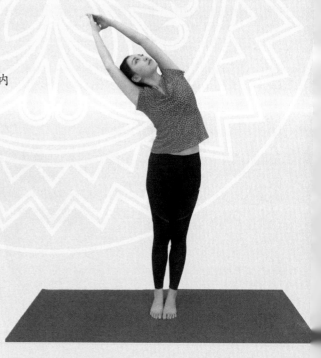

7. 直角式

　　成站立姿势，双脚开立；

　　双手十指相扣，手掌上翻，双臂头顶伸直；

　　吸气，脊柱上拔；

　　呼气，手臂和上身一并前倾；

　　手臂、头、胸、腹成一直线，平行于地面；

　　身体姿态平衡时保持3～5个呼吸；

　　吸气，回到初始姿态；

　　重复练习3～5次。

练习功效

　　矫正驼背等症状，伸展腿部和手臂肌肉。

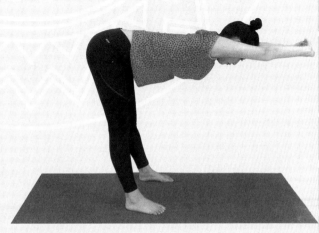

8. 转腰式 1

成站立姿态，双脚开立；

吸气，双臂侧平举；

呼气，上身左转，双臂环绕躯干；

身体姿态平衡时保持3～5个呼吸；

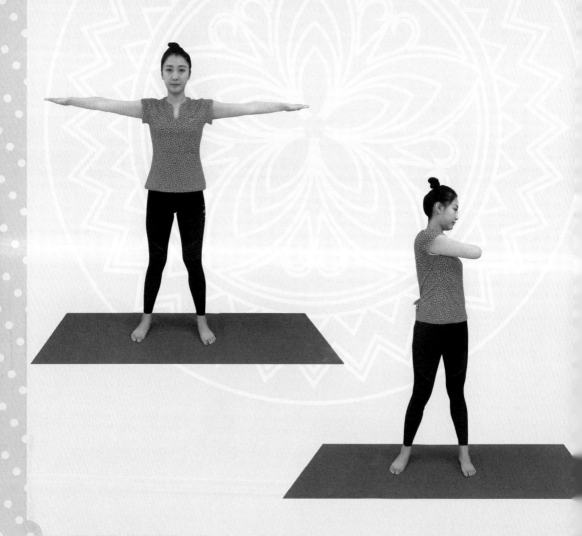

吸气，回到初始姿态；

左右交替进行，每侧练习3 ~ 5次。

练习功效

提升腰、背、髋部的灵活性；

矫正脊柱强直症状，消除侧腰部多余的脂肪。

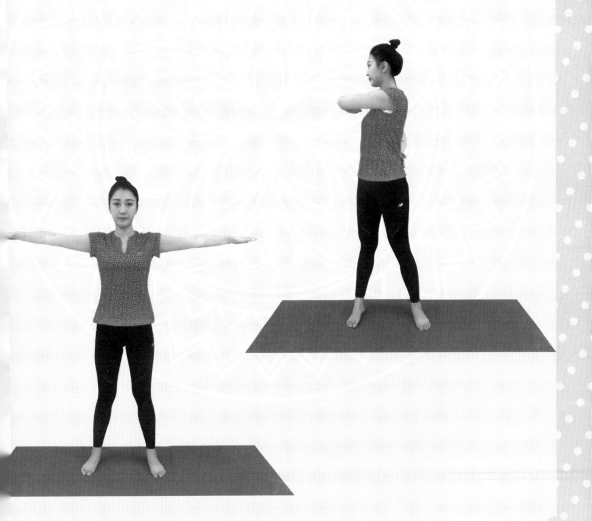

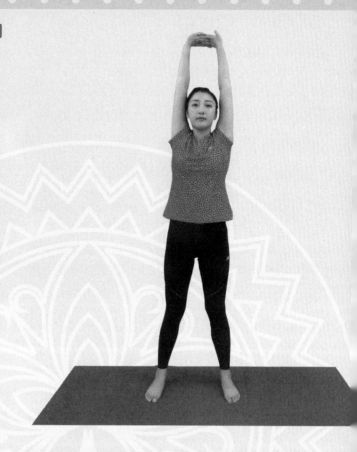

9. 转腰式2

成站立姿态，双脚开立；

双手十指相扣，手掌上翻，双臂头顶伸直；

吸气，脊柱上拔；

呼气，手臂和上身一并前倾；

手臂、头、胸、腹成一直线，平行于地面；

手臂随上身一起左转；

极限位置时保持3～5个呼吸；

吸气，回到初始姿态；

左右交替进行，每侧练习3～5次。

练习功效

强化腰部、背部和手臂的肌肉，消除腰部多余脂肪。

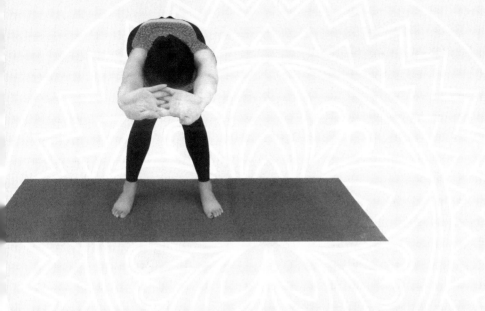

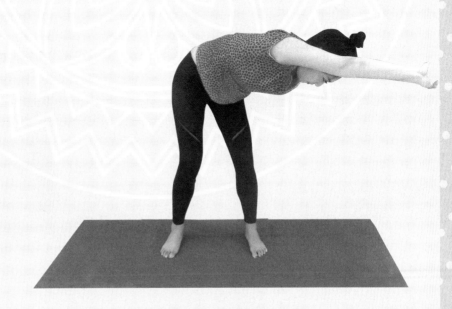

10. 双角式 1

双脚开立，与肩同宽；

双手身体后侧十指相扣；

吸气，两肩向后夹，手臂尽量向上抬高；

极限位置保持3～5个；

呼气，手臂回到初始姿态；

重复练习3～5次。

练习功效

加强脊柱的灵活性，矫正驼背。

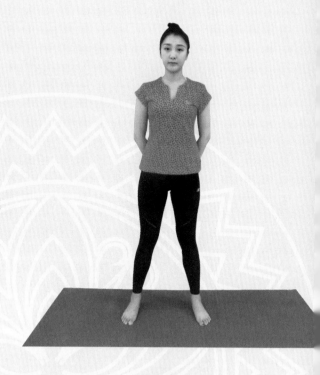

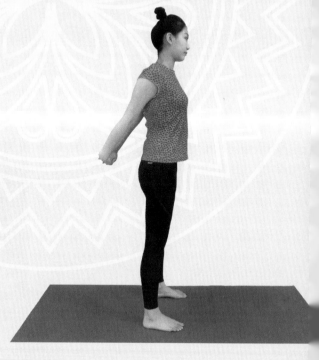

11. 双角式2

站立姿势，双脚开立约两倍肩宽；

双手身体后侧十指相扣；

吸气，伸展背部；

呼气，上体前倾；

双臂向身体前方伸展，头部下垂；

极限位置保持3～5个呼吸；

吸气，上身抬起，回到初始姿态；

重复练习3～5次。

练习功效

加强脊柱的灵活性，矫正驼背。

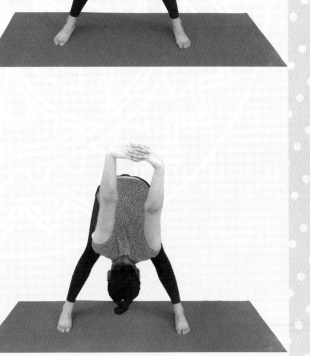

12. 加强侧伸展

双脚开立，双手身后合掌；

呼气，上身向右前方下俯；

两膝关节蹬直；

极限位置保持3～5个呼吸；

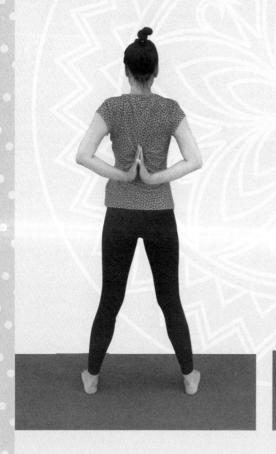
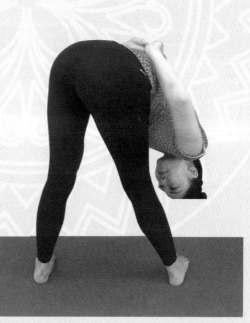

吸气，回到初始姿态；

左右交替进行，每侧练习3 ~ 5次。

练习功效

放松背部肌肉，按摩内脏器官，加强身体平衡能力。

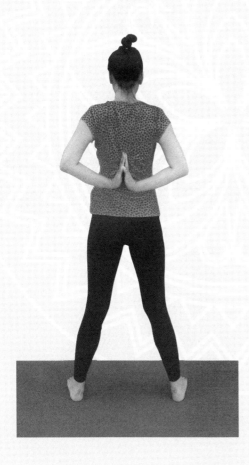

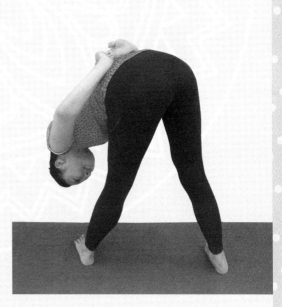

13. 上体前屈式

成直立姿态，双脚开立，双臂上举；

吸气，脊柱拔直；

呼气，上体前倾，双臂自然下垂；

双腿蹬直，双手手掌尽量接触地面；

极限位置保持3～5个呼吸；

吸气，上身提起，回到初始姿态；

重复练习3～5次。

练习功效

伸展脊柱，强壮肝肾，促进头部血液循环，改善脱发等症状。

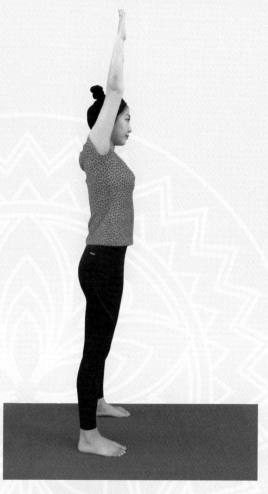

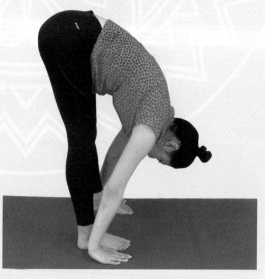

14. 三角伸展式

成站立姿态，双脚分开，双臂侧平举；

右脚脚尖向右，左脚脚尖向身体前方；

两脚保持在一条直线上；

吸气，上身平移向右，至极限位置；

呼气，上身向下倾倒；

右手尽量抓住右脚的踝关节；

胸腔充分打开，两臂成一条直线；

目视左手；

身体姿态平衡时保持3～5个呼吸；

吸气，回到初始姿态；

左右交替进行，每侧练习3～5次。

练习功效

拉伸侧腰，消除多余脂肪，增强身体平衡能力。

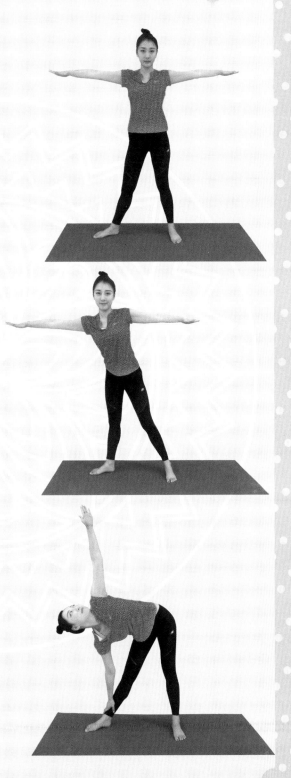

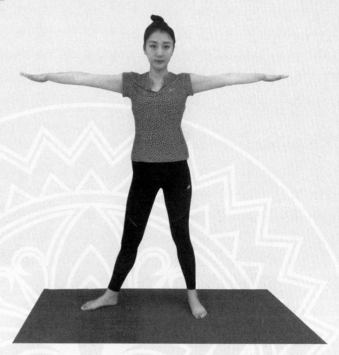

15. 三角侧伸展式

成站立姿态，双脚分开，双臂侧平举；

右脚脚尖向右，左脚脚尖向身体前方，两脚保持在一条直线上；

吸气，右腿屈膝，上身平移向右，至极限位置；

呼气，上身向下倾倒；

右手撑地，胸腔充分打开；

两臂成一条直线，目视左手；

身体姿态平衡时保持3 ~ 5个呼吸；

吸气，回到初始姿态；

左右交替进行，每侧练习3 ~ 5次。

练习功效

拉伸侧腰，消除多余脂肪，增强身体平衡能力。

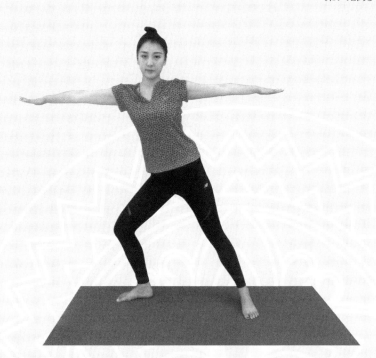

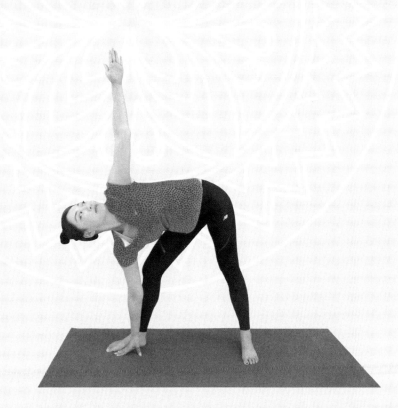

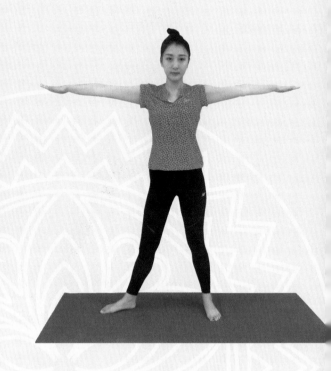

16. 半月式

成站立姿态，双脚分开，双臂侧平举；

右脚脚尖向右，左脚脚尖向身体前方；

两脚保持在一条直线上；

右膝弯曲，右手放在右脚前；

身体重心移向右脚，伸直右臂、右腿；

左脚离地，提起左腿；

目视身体正前方；

身体姿态平衡时保持3～5个呼吸；

吸气，回到初始姿态；

左右交替进行，每侧练习3～5次。

练习功效

增强脊柱柔韧性，消除腰部多余脂肪，改善消化不良等症状。

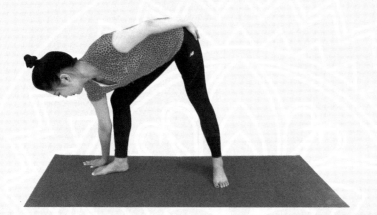

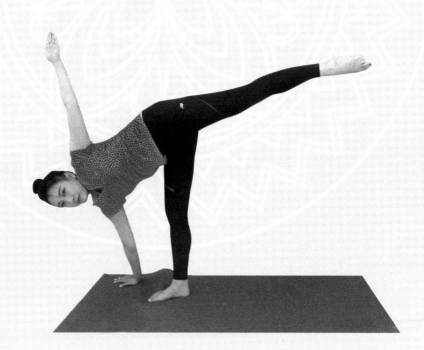

17. 战神式 1

双脚开立，手臂伸直，双手头上合掌；
吸气，脊柱拔直；
呼气，身体左转；
左膝弯曲，至左大腿与地面平行；
抬头目视双手；

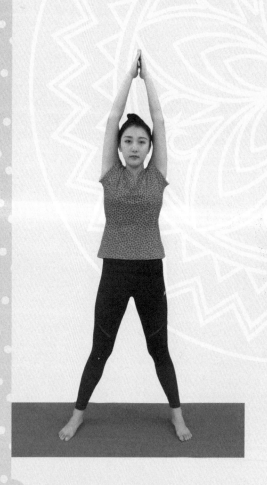
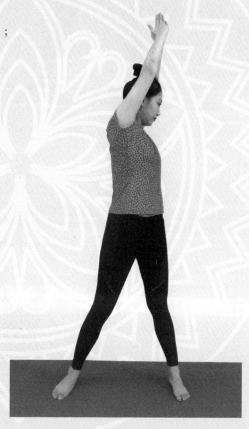

身体姿态平衡时保持5 ~ 10个呼吸；

吸气，回到初始姿态；

左右交替进行，每侧练习3 ~ 5次。

练习功效

加强腿部力量，促进骨盆区域血液循环；

紧致颈部肌肉，拉伸手臂肌肉。

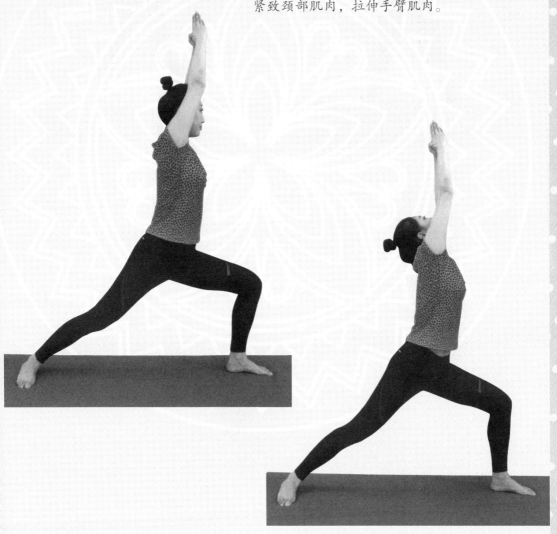

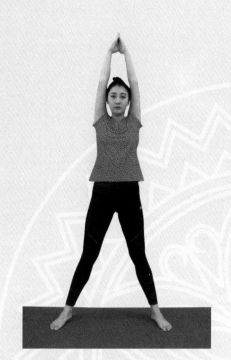
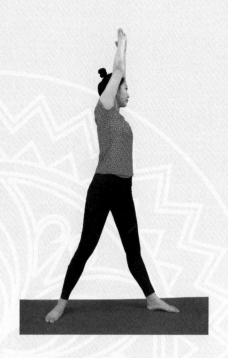

18. 战神式2

双脚开立，手臂伸直，双手头上合掌；

吸气，脊柱拔直；

呼气，身体左转；

左膝弯曲，至左大腿与地面基本平行；

再次呼气时上身前倾，重心移至左脚；

深呼吸2次，手臂向前伸直；

左腿抬起，手臂、头、胸、腹、左腿成一直线；

身体姿态平衡时保持3～5个呼吸；

呼气，回到初始姿态；

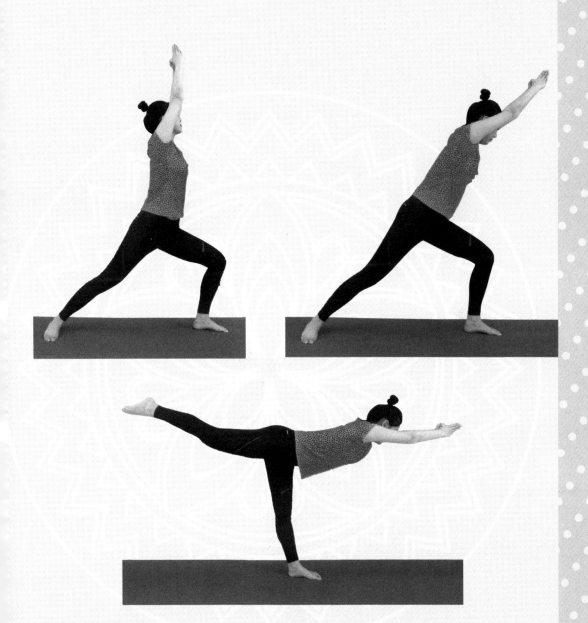

左右交替进行，每侧练习3 ~ 5次。

练习功效

强健双腿，加强臀部和腹部的力量，增进身体平衡能力。

19. 舞王式

成站立姿势，双脚并拢；

右脚向后抬起，右手抓住右脚脚尖；

尽量使右脚贴近臀部；

左臂向上伸直；

呼气，上身前倾；

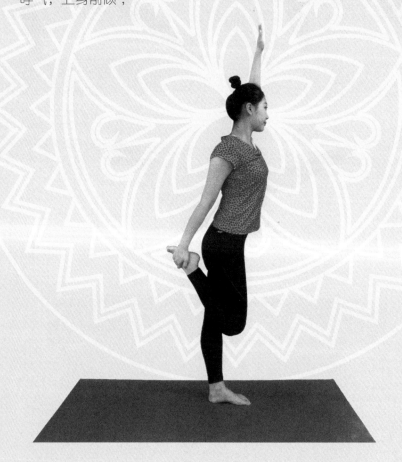

左臂向前伸直，右手提拉右脚尽量向上，左腿蹬直；

身体姿态平衡时保持3～5个呼吸；

吸气，回到初始姿态；

左右交替进行，每侧练习3～5次。

练习功效

提高身体平衡能力，美化腰腹曲线，按摩内脏器官。

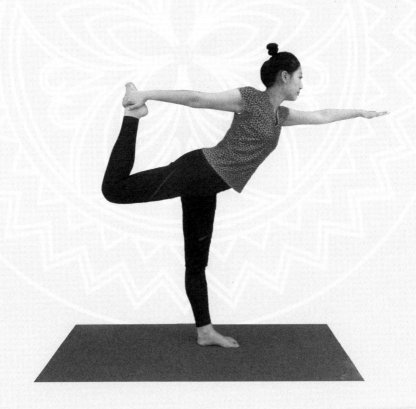

20. 鸟王式

成直立姿态，弯曲双腿膝关节；
左腿在前、右腿在后成麻花腿姿态；
身体姿态平衡后，双臂胸前缠绕；
双手手掌尽量在面前合十；
极限位置保持3～5个呼吸；

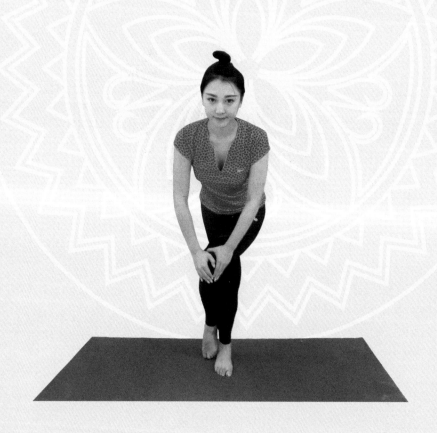

吸气，回到初始姿态；

左右交替进行，每侧练习3 ~ 5次。

练习功效

提升腕关节、肘关节、肩关节、膝关节的灵活性，促进全身血液循环；

消除腿部和手臂多余的脂肪，提高身体平衡能力。

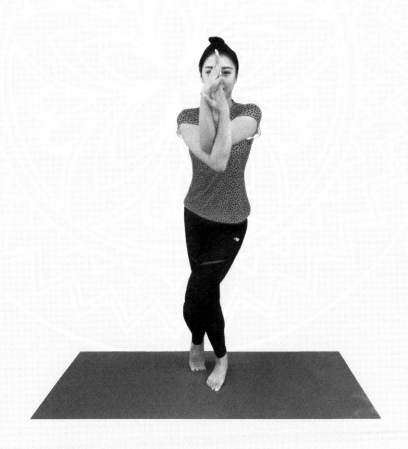

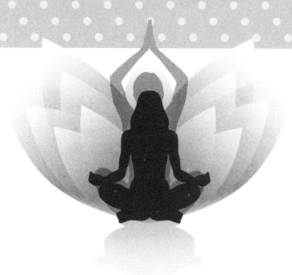

第九部分　组合动作练习

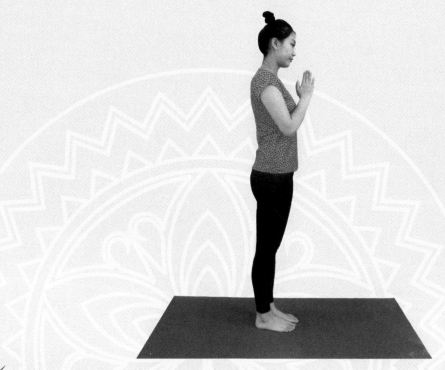

1. 朝日礼拜1式

祈祷式

动作组合

祈祷式—展臂式—前屈式—骑马式—投地式—斜板式—蛇击式—顶峰式—骑马式—前屈式—展臂式—祈祷式。

特别提示

前屈式动作过程中双腿要蹬直；

骑马式动作过程中膝关节不要超过脚跟；

蛇式动作过程中肚脐要下沉；

顶峰式动作过程中肘、肩、膝保持伸展。

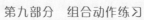

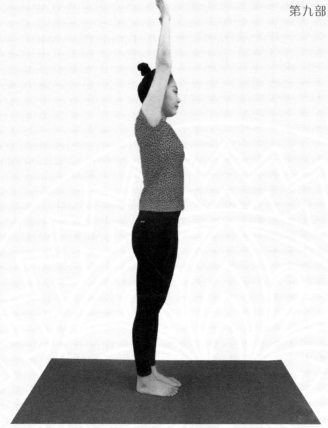

展臂式

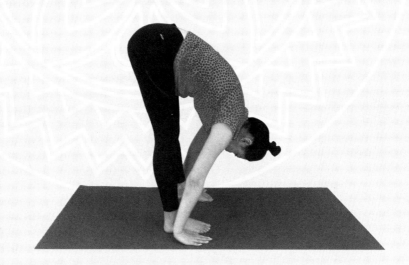

前屈式

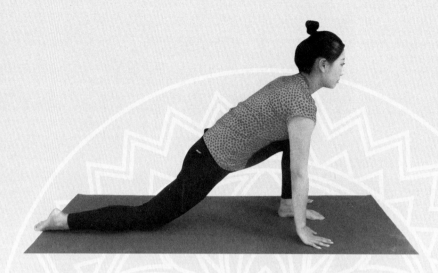

骑马式

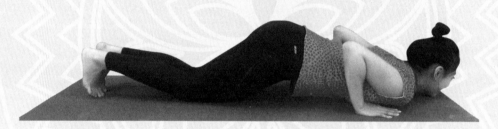

投地式

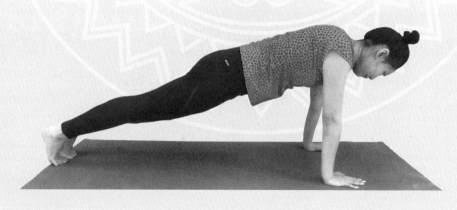

斜板式

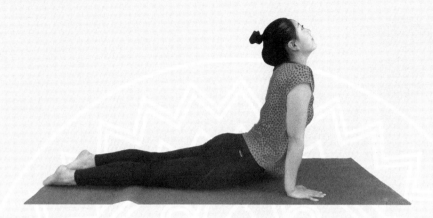

蛇击式

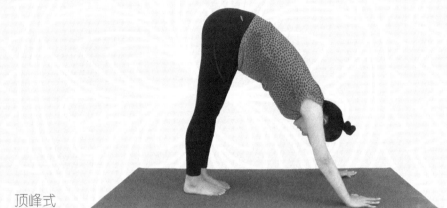

顶峰式

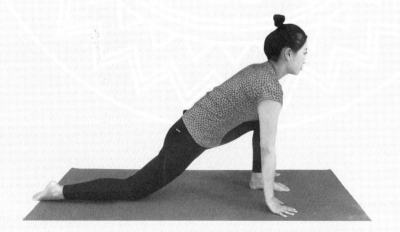

骑马式

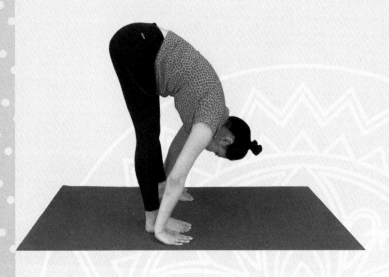

前屈式

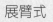

展臂式

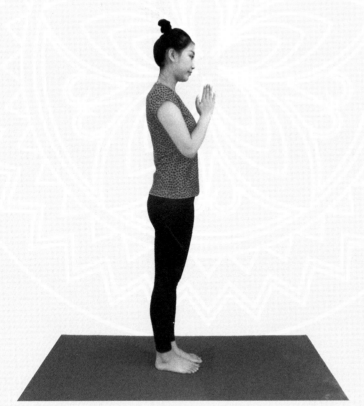

祈祷式

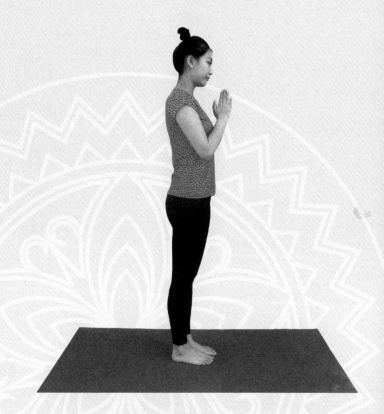

祈祷式

2. 朝日礼拜2式

动作组合

祈祷式—展臂式—后仰伸展式—前屈式—新月式—斜板式—蛇击式—蛇式—顶峰式—新月式—前屈式—后仰伸展式—祈祷式。

特别提示

斜板式动作过程中使身体保持成一直线；
蛇击式动作过程中大臂要向内夹紧。

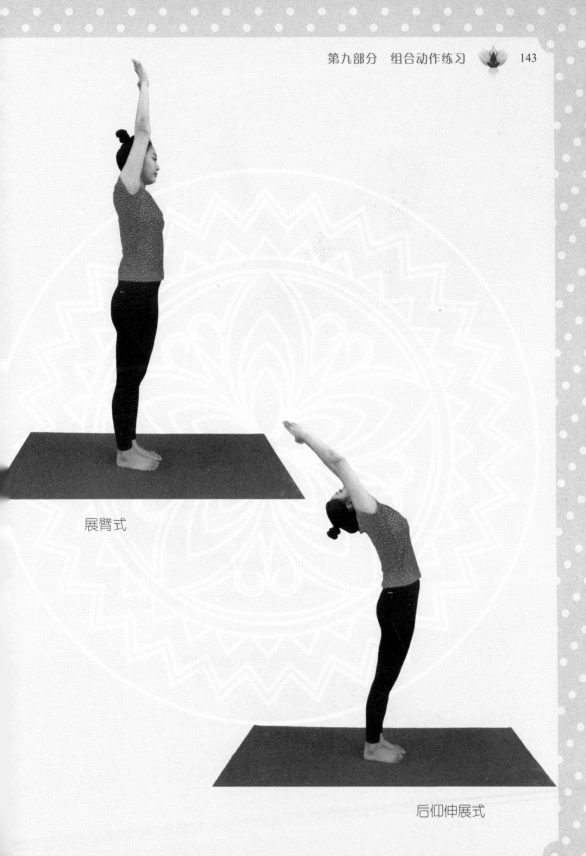

展臂式

后仰伸展式

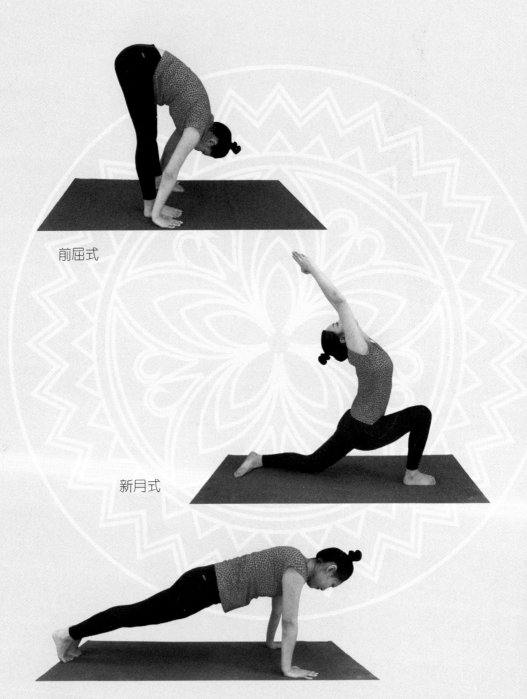

前屈式

新月式

斜板式

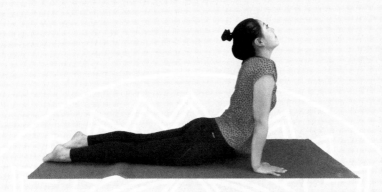

蛇击式

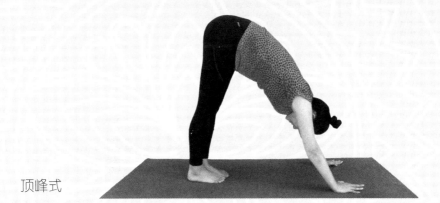

顶峰式

新月式

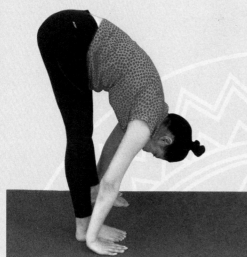

前屈式

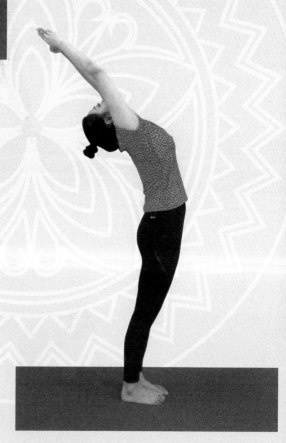

后仰伸展式

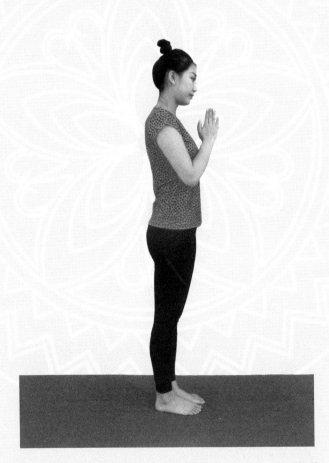

祈祷式

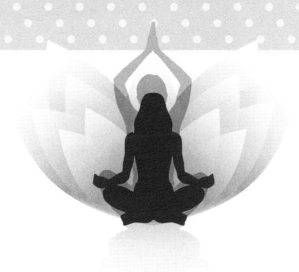

第十部分　瑜伽的调息

1. 调息坐姿

盘腿坐在垫子上；
双手腹前叠加；
上身直立，目视前方；
均匀地呼吸。

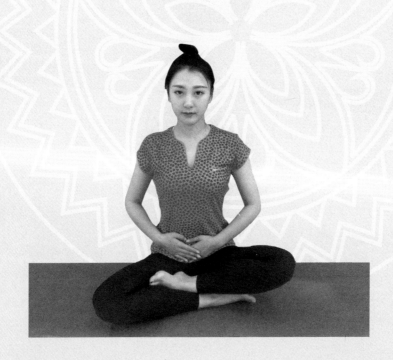

2. 腹式呼吸

盘腿坐在垫子上；
双手腹前叠加；
上身直立，目视前方；
吸气，隆起腹部；
呼气；回收腹部。

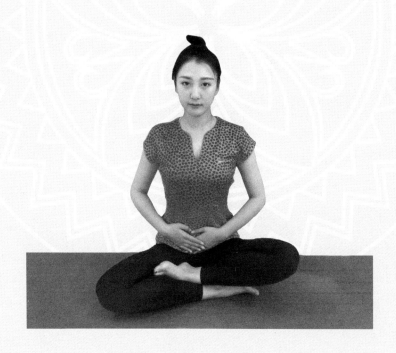

3. 胸式呼吸

盘腿坐在垫子上；
一手置于胸前，另一手置于腹前；
上身直立，目视前方；
吸气，胸部扩张，肋骨外扩，腹部保持平坦状态；
呼气，胸部收缩，肋骨内收。

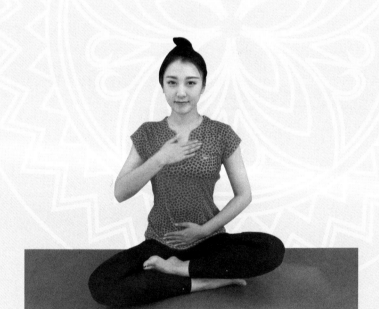

4. 完全式呼吸

将腹式呼吸和胸式呼吸结合使用。

吸气，腹部隆起，过渡到胸部扩张，双肩提起，腹部内收；

呼气，放松胸部和腹部，腹部收紧，至一口气完全呼出。

练习功效

净化血液，增强肺部功能，按摩内脏器官。

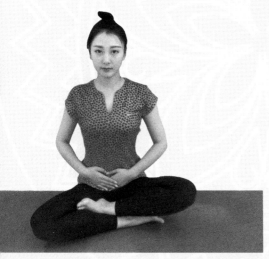

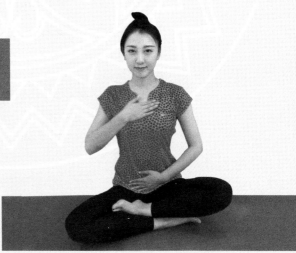

5. 单鼻道轮流呼吸

盘腿坐在垫子上；
双手腹前叠加，上身直立，闭上眼睛；
拇指和中指按在鼻翼两侧。
左鼻道呼吸5次，换成右鼻道呼吸5次；
左右各5次为一组，练习10～15组。

注意事项

左右鼻道呼吸的时长尽量一致。

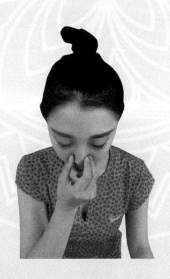

6. 双鼻道交替呼吸

盘腿坐在垫子上，双手腹前叠加，上身直立；
闭上眼睛，拇指和中指按在鼻翼两侧。
左鼻道吸气，右鼻道呼气；
再换成右鼻道吸气，左鼻道呼气；
完成两次呼吸为一组，练习10 ~ 15组。

注意事项

左右鼻道呼吸的时长尽量一致。

练习功效

平衡左右大脑，排除体内垃圾。

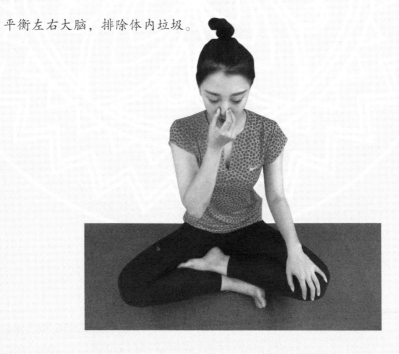

7. 卷舌式呼吸

盘腿坐在垫子上，双手扶在膝关节上，上身直立，目视前方。

舌头卷起，伸出口外，想象卷起的舌头是一根吸管，用它吸气。饱满吸气后，用鼻孔将全部气体呼出。

练习功效

改善低烧症状，可以起到镇静作用。

受遗传因素影响，不是所有人都可以做到卷舌呼吸。